《实用护理细节丛书》分册书目

实/用/护/理/细/节/丛/书

SHIYONG HULI XIJIE CONGSHU

眼耳鼻喉科护理细节
问答全书

YANERBIHOUKE
HULI XIJIE
WENDA QUANSHU

杨 华 杨 娟 ◇ 主 编
胡丽茎 黄少萍 ◇ 副主编
梁 勇 郭海科 ◇ 主 审

化学工业出版社

·北京·

图书在版编目（CIP）数据

眼耳鼻喉科护理细节问答全书/杨华，杨娟主编．—北京：化学工业出版社，2013.1（**2019.1 重印**）
（实用护理细节丛书）
ISBN 978-7-122-16284-7

Ⅰ.①眼…　Ⅱ.①杨…②杨…　Ⅲ.①五官科学－护理学－问题解答　Ⅳ.① R473.76-44

中国版本图书馆 CIP 数据核字（2013）第 004340 号

责任编辑：傅四周　赵兰江　　　　　装帧设计：史利平
责任校对：吴　静

出版发行：化学工业出版社
　　　　　（北京市东城区青年湖南街13号　邮政编码100011）
印　　刷：三河市延风印装有限公司
装　　订：三河市宇新装订厂
710mm×1000mm　1/32　印张10　字数248千字
2019年1月北京第1版第2次印刷

购书咨询：010-64518888
售后服务：010-64518899
网　　址：http://www.cip.com.cn
凡购买本书，如有缺损质量问题，本社销售中心负责调换。

定　　价：25.00元　　　　　　　　　　　版权所有　违者必究

编写人员名单

主　编　杨　华　杨　娟

副主编　胡丽苤　黄少萍

编　者（按姓名汉语拼音排序）

蔡克文　　陈　丽　　胡丽苤　　胡小娜　　黄东梅

黄佳瑜　　黄少萍　　李春梅　　林海燕　　刘雪莲

卢　文　　缪景霞　　彭新宇　　陶　朵　　吴洁丽

徐惠清　　杨　华　　杨　娟　　叶慧群　　曾芳芳

张洪宇　　植凤英　　植少娟

主　审　梁　勇　郭海科

丛书序

现代护理是在南丁格尔创建的科学护理专业的基础上发展起来的。从以疾病为中心的护理阶段，到以患者为中心的护理阶段，再发展到现在以人的健康为中心的护理阶段，护理学逐渐形成了科学的知识理论体系，建立了特有的教育模式，其任务也从关注疾病发展到对所有人群、对生命周期所有阶段的全面关注。护理的冷暖直接影响到病人的情绪，直接影响到疾病的康复，护理技术的疏漏可能造成生命危险，显然，护理直接影响到人的健康发展，强化护理专业知识和相关技术的学习及提高非常有必要。

良好的医患关系有利于医疗工作的顺利进行，有利于构建和谐社会。在医疗实践中，作为与患者日常打交道最多的护理人员，站在维护良好医患关系的最前沿。作为护理人员的我们不禁会深思，被称为"白衣天使"的我们究竟能做些什么，才能让患者更放心、安心地来院就诊治疗呢？特别是2010年国家卫生部要求医院实行优质服务以来，对护理人员的工作也提出了越来越高的要求。

正是在这样的背景下，化学工业出版社及时组织出版了《实用护理细节丛书》，丛书的出版对于推进我国当前的护理工作开展很有现实意义。该丛书共有十六个分册，各分册间相互独立又彼此关联，涵盖了内科、外科、妇科、产科、儿科、口腔科等多个学科。归纳起来，本丛书具有以下一些特色。

1. 内容丰富，涵盖面广。

2. 全书采用问答的形式，运用解剖学、生理学、物理学、化学、社会学、心理学等诸多领域学科知识对护理专科知识及技术操作加以解释，避免了单一介绍学科知识的枯燥乏味，使读者更易理解及查阅。

3. 编写队伍由活跃在临床一线的经验丰富的业务骨干编写，具有较高水准，对于实际工作的指导性很强。

我们的护理技术、护理行为、言谈举止和个人修养，已经成为影响医患关系的重要因素之一。我们真诚地希望护理同胞们能够在阅读本书的同时，更好地发挥自己的专业特长，"有时去治疗，常常去帮助，总是去安慰"，加强自身的人文素质修养，提高主动服务意识，设身处地地理解和尊重患者，在实践中为患者提供优质、安全、贴心的护理，让患者满意、政府满意、社会满意。

李亚洁

2012 年 11 月

前言 Foreword

　　随着医药卫生事业的发展和人民生活水平的提高，人们对疾病的重视程度和对医疗护理服务的需求日益增长，护理专业不再仅仅是以执行医嘱和完成各项护理技术操作为目的，而是更多地关注于患者的身心健康需求和社会需求。得益于现代护理学的进步以及眼科学和耳鼻咽喉科学专业的蓬勃发展，眼科及耳鼻咽喉科护理学相关理念、理论和技术亦不断更新与完善。为使从事临床一线工作的眼科、耳鼻咽喉科护理人员能方便、快捷、准确地获取专科理论和技术相关知识，南方医科大学南方医院，广东省人民医院，中山大学第一、第二、第三附属医院及番禺中心医院的眼科和耳鼻咽喉科资深护理骨干们合作编写了《眼耳鼻喉科护理细节问答全书》，希望此书既可作为眼科及耳鼻咽喉科护士的临床工作指导手册，又可作为今后眼科、耳鼻咽喉科专科护士培训的参考资料。

　　全书分为上、下两篇，上篇为眼科护理细节问答，下篇为耳鼻咽喉科护理细节问答。本书的编写以最新眼科、耳鼻咽喉科医学专业和护理专业教材作为主要参考，以问答的形式，按章节系统地介绍了眼科、耳鼻咽喉科护理知识及专科护理技术操作，同时又涉及相关疾病病因、病理、临床症状、常规检查等基础医学知识。尤其在对眼科、耳鼻咽喉科护理关键技术的难点及知识点的阐述中，结合了编者多年丰富的临床经验，融专科理论和实践为一体，具有突出的专科特色。本书还注重紧跟专业护理前沿，参考国内外最新理论和技术，增加了眼科及耳鼻咽喉科专业近年来新开展的业务技术及其相关护理知识内容，具有很强的实用性。

本书在编写过程中，承蒙广东省人民医院郭海科教授及南方医科大学南方医院梁勇教授的悉心指导与拨冗主审，在此，谨向他们致以诚挚的谢意！本书编者均为教学、临床一线的护理人员，有丰富的教学和临床工作经验，但由于编者水平有限，加之编写时间仓促，难免存在疏漏和错误之处，恳请各位前辈专家与广大同道不吝赐教和指正。

主编

2013年1月

目录 Contents

第四章 眼睑及泪器病护理 ——————— 19

第五章　眼表及结膜病护理 ———— 25

第六章　角膜及巩膜病护理 ━━━━━━━━━ 30

第七章　晶状体病护理 ━━━━━━━━━━ 38

第八章　青光眼病护理 ——————— 44

第十一章 屈光不正及视神经疾病护理 ———— 72

第十二章　斜视、弱视护理　　　　　　　　83

第十三章　眼外伤护理　　　　　　　　　　87

第十四章 全身疾病相关性眼病护理 ———— 94

第十五章　眼科常用护理技术操作 ——— 101

第十六章 眼科常用检查法 ——————— 118

第十七章 眼科常用检查器械的使用与维护 ——— 122

下 篇 耳鼻咽喉科护理细节问答

第一章 耳鼻咽喉科的建制与管理 —————— 138

第四章 鼻科患者护理 —————————— 174

第五章 咽科患者护理 —————— 187

第六章 喉科患者护理 —————— 200

第九章 耳鼻咽喉常用专科操作技能 —— 237

第十章 耳鼻咽喉常用检查法 —————— **266**

第十一章 耳鼻咽喉常用检查器械的使用与维护 —— 277

参考文献 —————————————— 283

上 篇

眼科护理细节问答

第一章

眼科护理的建制与管理

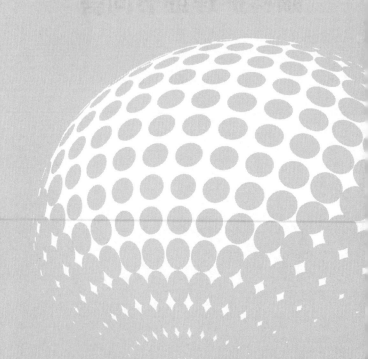

1. 眼科护理学的范围包括哪些？

眼科护理学是眼科医疗、教学、科研和防盲治盲工作的一个重要组成部分，它在促进学科建设中起着重要的作用。其范围包括眼科学基础护理、眼睑及泪器病护理、眼表及结膜病护理、角膜及巩膜病护理、晶状体病护理、青光眼病护理、葡萄膜炎护理、玻璃体及视网膜病护理、屈光不正及视神经疾病护理、斜视与弱视护理、眼外伤护理、全身疾病相关性眼病护理，以及眼科常用护理技术操作、眼科常用检查法、眼科常用检查器械的使用与维护。

2. 眼科护理包括什么？

眼科护理包括临床护理、心理护理及疾病知识和预防保健的宣教。临床护理又包括药物治疗和围术期护理。

3. 眼科护理学的任务是什么？

研究探索系统的眼科护理理论与护理技术，不断提高眼科护士的专业知识与专业技能，培养眼科专科护士。

4. 眼科病房床位数与护理人员数的比例应达到多少？

眼科病房床位数与护理人员数的比例应达到1：0.4。

5. 眼科护理的特点是什么？

（1）周密的生活护理是眼科护理工作的基础。

（2）细致的心理护理是眼科护理工作的关键。

（3）积极创造条件，满足患者的精神需要。

（4）注重专科特点，提高专科护理技术。

6. 眼科心理护理措施主要有哪些？

（1）孤独、焦虑：因眼疾导致的视力低下、读写能力下降、生活自理困难，以及环境的改变、社会角色的转换、经济上的困难等均容易使患者产生此心理，需耐心地向患者解释病情，关心解决患者生活、心理上的正常需求。热情接待新入院患者，详细介绍住院环境、管床医生及管床护士的姓名、职责，让患者有所依靠，促其尽快适应新环境。对生活不能自理的患者应给予多方面帮助，对视力差或术后双眼包扎患者及时传递外界信息，可协助其收听电视、广播内容，用听觉弥补视觉的不足。

（2）恐惧、紧张：担心预后、恐惧手术带来的疼痛、担心麻醉意外和手术效果是产生此心理最主要的原因。应主动介绍疾病的发生、发展和预后，以及治疗措施、用药、麻醉方式、手术方式；介绍同病种成功病例并与之交流，帮助患者树立战胜疾病的信心，同时鼓励、指导家属参与开导工作。在做各种护理处置时，一定要做到熟练、轻柔、准确，最大程度地减少患者的痛苦，使患者对护理人员产生信任感，使其能以稳定的情绪和愉快的心情配合治疗。

（3）悲观、失望：有的患者由于多年受疾病折磨，因此失去了治疗和生活的信心，应耐心地向他们解释病情，用热情的语言鼓励、开导他们，并争取家庭和单位等对他们的帮助和关心，有针对性地介绍疾病的治疗信息和效果，使其感到大家都在关心重视他，帮助患者树立战胜疾病的信心。

（4）依赖、期待：有的患者由于疾病的侵袭和受传统观念影响，认为自己应是家人和医护人员关心的重点，凡事依赖他人。护理人员在热情帮助他们的同时，还应耐心地开导、鼓励，向其讲明，患者本人积极的配合是取得良好治疗、护理效果至关重要的因素，使其明白生命在于运动的道理，在病情、体力允许的情况下安排适当的室外活动，使他们从心理、生活上摆脱依赖性。

（黄少萍　杨　娟）

第二章

眼科各类护理人员的职责与要求

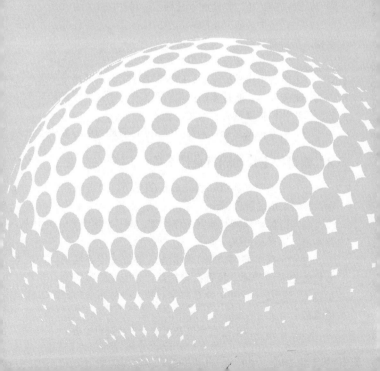

1. 眼科副主任护师的职责是什么？

（1）在护理部主任、科主任和护士长的领导下，负责指导临床护理、科研和教学工作。

（2）协助护士长搞好病区管理和按职称上岗等工作，指导下级护理人员书写护理计划，实施以患者为中心的整体护理。

（3）检查指导本科室急、危重、疑难患者护理计划的制订及危重、疑难患者的护理。主持护理会诊和护理查房，并指导病区护士长的查房，不断提高业务技术水平。

（4）参加科主任查房及手术前、疑难病例、死亡病例的讨论，了解本科患者的病情、治疗和护理情况。

（5）组织主管护师、护师、进修护士的业务学习、学术讲座、护理病例讨论，拟定教学计划，编写教材并负责讲授。

（6）带教护理研究生和本科生的临床实习，担任部分课程的讲授。负责对各级护理人员的培养。

（7）对本科护理差错、事故提出技术鉴定意见。

（8）掌握国内外护理学科的发展动态，开展并指导下级护理人员开展新业务、新技术和护理科研工作，不断总结护理工作经验，写出本科护理论著、论文、译文。

（9）协助护理部做好主管护师、护师晋职的业务考核工作。

2. 眼科护士长的职责是什么？

（1）在护理部主任、科主任的领导下，负责病区护理、教学、科研及病区管理工作。

（2）根据护理部及病区工作计划，制订病区护理工作计划，并实施、检查和总结。

（3）掌握本病区护理工作情况，参加并指导危重、大手术和抢救患者的护理，检查指导护理计划的制订和实施，并督促护理人员严格执行各项规章制度和技术操作规程，严防出现差错事故。

（4）参加本科主任查房以及大手术等病例讨论会。

（5）组织本病区护理查房和护理会诊。

（6）积极开展按职称上岗、责任制护理、学分制考评工作和以患者为中心的整体护理，并检查、指导护理病历的书写。

（7）组织领导本病区护理人员的业务学习、技术训练及考核工作。

（8）负责病区物品和人员的管理，合理安排人力资源，做到人性化、科学、弹性排班。搞好病区消毒隔离，预防医院内感染。负责急救物品管理制度的落实，确保急救设备的完好状态。

（9）组织和管理本病区实习护士、进修护士的临床教学工作，指定有经验、有教学能力的护理人员担任教学工作。

（10）负责本病区护理人员的思想政治工作，教育护理人员加强责任心，遵守劳动纪律，改善服务态度。

（11）组织并协调医护之间和科室之间的工作。

（12）督促检查卫生员认真履行职责并进行质量评定。

（13）定期召开病友座谈会，听取患者对医疗、护理、饮食等方面的意见，不断改进病区工作。

（14）做好患者、陪侍人员及探视人员的管理，利用"五常法"管理为患者提供整洁、舒适、安全的就医环境。

3．眼科主管护师的职责是什么？

（1）在科主任、护士长的领导和正、副主任护师的指导下进行护理、教学、科研、管理等工作。

（2）参加临床实践，完成护士长安排的各班、各项护理工作，并负责督促检查本科室的护理工作质量，及时提出存在的问题，把好质量关。

（3）参加危急患者的抢救及专科特别护理，解决本科室护理业务上的疑难问题，指导重危、疑难患者护理诊断和计划的制订及实施。

（4）参加科主任查房和大手术、疑难病例、死亡病例讨论。参加本科（副）主任护师查房，全面了解本科患者的病情、治疗、护理等情况。

（5）协助病区护士长组织护理查房及会诊，对护理业务给予具体指导，努力完成按职称上岗及整体护理工作。

（6）能前瞻性预见病情变化及转归，检查、指导下级护士采取有效的护理措施，包括预防不良事件的护理措施。

（7）配合护士长组织本科室护师、护士进行业务培训，拟定培训计划，编写教材，负责讲课。

（8）组织护理本科生、进修生、大专生和护校中专生的临床实习，负责讲课和评定成绩。

（9）了解国外本学科护理发展动态，协助护士长制订本科护理、科研和技术创新计划，并组织实施，指导本科室护师、护士开展科研工作，写出有一定水平的护理论文和科研总结。

（10）协助本科护士长做好业务技术管理和护理队伍建设工作。

4．眼科护士应具备哪些素质？

（1）以患者为中心，全心全意为患者服务，恪守职业道德规范。

（2）严格要求自己，落实岗位职责，坚守岗位，尽职尽责，不迟到、不早退、不旷工，工作时间不闲谈，不看文艺书刊，不做与工作无关的事。

（3）严格落实各项规章制度和技术规范，工作认真仔细，作风严谨扎实，具有"慎独"精神和强烈的责任感。

（4）不断学习理论知识，刻苦钻研业务技术，努力提高业务能力，抢救患者时沉着、冷静，思维敏捷，动作快而有序。

（5）爱护集体，团结协作。

（6）仪表端庄，举止行为规范。

（7）具有良好的沟通交流技巧和能力。

（8）具有广博的知识面和深厚的专业知识，能很好地将理论与临床实验相结合，很好地胜任所从事的工作。

5．眼科门诊护士的职责是什么？

（1）在科主任和护士长的领导及护理组长的指导下工作。

（2）开诊前做好一切准备工作，检查各种器械，备齐各种治疗用品，并按固定位置放好。

（3）维持好门诊秩序，安排患者候诊，根据病情合理安排就诊。

（4）实行首问负责制，在门诊就诊的患者遇到困难时，护理人员尽全力协助解决。

（5）根据医嘱进行各种护理技术操作，包括测量眼压、结膜囊冲洗、泪道冲洗、泪道探通、颞浅动脉旁皮下注射、结膜下注射、角（结）膜异物剔除、睑腺炎切开排脓、电解倒睫、换药、皮肤（角、结膜）拆线等。

（6）认真执行各项规章制度、岗位职责和护理技术操作规程，正确执行医嘱，准确及时地完成各项护理工作。

（7）经常巡视诊室，协助医生诊治患者。

（8）对候诊患者，应进行卫生宣传教育工作，介绍眼病预防与眼保健知识，维持好候诊秩序。

（9）做好物资及器械的领用、管理及保养工作。

6. 眼科准分子激光中心护士的职责是什么？

（1）在科主任和护士长的领导及护理组长的指导下工作。

（2）认真执行各项规章制度、岗位职责和护理技术操作规程，正确执行医嘱，准确及时地完成各项护理工作，严格执行查对制度、交接班制度及消毒隔离制度，防止差错事故发生。

（3）做好患者的基础护理和心理护理工作。

（4）协助医师进行准分子中心各种治疗。

（5）经常巡视患者，密切观察并记录患者的病情变化，如发现异常情况及时报告并处理。

（6）参加护理教学和科研工作，工作中应不断总结经验，撰写论文，以提高护理水平。

（7）指导护生、助理护士工作，定期组织患者学习，宣传卫生知识。

（8）经常征求患者意见，做好解释工作并采取改进措施，为患者做好健康教育。

（9）认真做好病室物资及器材的使用、保管、保养，并注意坚持勤俭节约的原则。

7. 眼科办公室护士的职责是什么？

（1）在护士长的领导下进行护理办公室工作。

（2）负责办理患者的出院、入院、转科、转床等手续，为新入科患者介绍科室环境、制度、饮食就餐、作息时间等。

（3）负责医嘱提取，审核、校对每一条医嘱及计价项目，保证医嘱及时、正确地执行。

（4）按规定计价和收费，做到不乱收费、不漏费，保证日清单的落实，并做好各项费用的解释工作。

（5）负责护理站的管理，接听电话，接待来访人员，使用文明礼貌用语，做好科室窗口优质服务。

（6）及时填写病区日志、伤病员一览表，每日上报病区日报表。

（7）负责体温单的绘制和填写，负责出科病历的检查与整理工作。

8. 眼科治疗护士的职责是什么？

（1）在护士长的领导下进行治疗班工作，及时正确执行医嘱，保持治疗室清洁卫生。

（2）器械、物品放在固定位置，及时请领，上报损耗，严格交接手续。

（3）加强无菌物品的管理。

（4）认真执行消毒隔离制度，避免交叉感染及院内感染。负责治疗室、换药室（或处置室）、急救室物品的清洁、消毒、灭菌及管理工作，督促夜班护士每晚对"三室"进行紫外线空气消毒。

（5）负责病房药柜的药品管理，根据病种保存一定数量的基数，便于临床应急使用，督导工作人员不得擅自取用。

（6）根据药品种类与性质（如针剂、内服、外用等）分别定位存放。毒、麻药按规定管理使用。

（7）定期清点、检查药品，防止积压、变质，对有沉淀、污染、变色、过期、瓶签与瓶内药品不符、标签模糊或有涂改的药品进行报废。

（8）患者个人的药物，应注明床号与姓名，单独存放，停药后及时退还药房或患者，避免浪费。

（9）指导患者安全用药，保留新药说明书，做好正确用药的健康宣教工作。

（10）负责病区急救器材的保养及维护。

9. 眼科中班护士的职责是什么？

（1）晨会大交接班，掌握病房总体情况。

（2）核实新开的医嘱，及时将新开的术前、喷眼、输液、滴眼等医嘱经双人核对后加药，与执行单、输液卡、标签一起交各组责任护士执行。

（3）办理出院，协助责任护士做好出院患者的健康宣教及用药指导。

（4）协助接待并安排新入院的患者入住床位。

（5）12:00～15:00接管患者的治疗、护理及病情观察。

（6）检查术前准备间、检查室的物品情况，眼药水、眼药膏及敷料的库存及开启情况，及时清理过期物品及添加不足物品。

（7）检查执行单执行情况，检查电脑医嘱执行情况，打印还药通知单。

（8）填写患者动态表，写好交班记录。

（9）交班前搞好护士站及治疗室卫生，将病历归位，保持护士站、治疗室整洁。

（10）15:00床边交接班。

（11）15:00～15:30校对医嘱，电脑核实次日的治疗医嘱，打印输液瓶签并摆放次日的补液。

10. 眼科晚班护士的职责是什么？

（1）15:00交接班，掌握病房总体情况。

（2）检查无菌物品、一次性物品的库存情况，根据明天治疗量适当分类填好领单。浸泡受水器、遮挡柄等。

（3）核实新开的医嘱，及时将新开的术前、喷眼、输液、滴眼等医嘱经双人核对后加药，与执行单、输液卡、标签一起交各组责任护士执行。

（4）办理出院，协助责任护士做好出院患者的健康宣教及用药指导。

（5）17:45床头交接患者的治疗、护理及病情观察。

（6）执行18:00～21:00所有治疗并签名（包括滴眼、口服药、输液等）。

（7）监测并描绘19:00患者的生命体征。

（8）准备次日手术患者术前用药并做好术前指导。

（9）准备次日抽血试管、大、小便标本，并通知患者留取要求。

（10）监测9pm的微机血糖并记录。

（11）根据护理级别及病情适时查房。

（12）填写患者动态表，做好实时护理记录。

（13）检查执行单执行情况，检查电脑医嘱执行情况。

（14）交班前清倒垃圾，整理治疗车推回护士站，做好物品补充并归位放置好。

（15）21:00床边交接班。

11．眼科夜班护士的职责是什么？

（1）21:00床头交接班。保持病区环境安静，请探视者离开，督促患者关电视。

（2）电脑核对晚班新开的医嘱。核对次日补液并签名。

（3）全面检查输液卡、治疗单、服药单、滴眼单的执行情况，对缺项进行跟进或在护理质量持续改进本做好记录。

（4）执行21:00～次日8:00所有治疗并签名（包括滴眼、口服药、输液、执行睡前及餐前胰岛素注射）。

（5）核对次日医嘱并分组打印治疗单、滴眼单、服药单、测血压血糖执行单，并分别将各种执行单分组夹好，放在各组治疗车上。

（6）检查体温单、首次护理记录单、护理记录，对缺项进行跟进或在护理质量持续改进本上做好记录。高级责任护士检阅护理记录后用红笔签名。

（7）核对陪侍人数量，并在陪侍人登记本上做好记录。

（8）0:00前再次检查电脑有无漏核医嘱，0:00后核对当天医嘱并请求发药。

（9）核对抽血试管、大、小便标本，采血完毕，电脑执行检验医嘱。

（10）关闭电脑，并在次日8:00前开启。

（11）打印输液卡。

（12）检查术前准备间、检查室的物品情况，眼药水、眼药膏、敷料的开启及库存情况，及时清理及添加；检查眼科器械、冰箱、无菌物品柜等物品的过期情况。

（13）清理用物，清洁治疗室、护士站、检查室和术前准备间；将晚班消毒待干的受水器及遮挡柄归位。检查专科设备电源关闭情况。

（14）对治疗室、术前准备间、检查室进行紫外线消毒，并填写紫外线消毒登记本。每周定期用酒精对紫外线灯管进行擦拭并做好记录。

（15）监测并描绘患者次日7:00时的生命体征；监测血糖并做好记录。

（16）根据护理级别及病情适时查房。

（17）填写患者动态表，做好实时护理记录。

（18）次日8:00交接班。

（黄少萍　杨　娟）

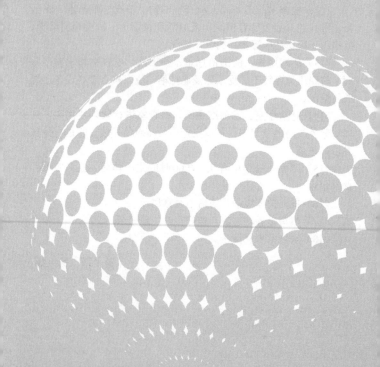

第三章

眼科学基础

1．视觉器官包括哪些?

视觉器官包括眼球、眼附属器、视路以及眼部的相关血管和神经结构。

2．眼球由哪些部分组成?

眼球由眼球壁和眼内容物组成。

3．眼球的前后径、垂直径、水平径和突出度的正常值是多少?

眼球的前后径平均为24mm,垂直径平均为23mm,水平径平均为23.5mm,突出度的正常值是12 ~ 14mm。

4．眼附属器包括什么?

眼附属器包括眼睑、结膜、泪器、眼外肌和眼眶。

5．眼球壁由哪几部分组成?

眼球壁外层为纤维膜,中层为葡萄膜,内层为视网膜。

6．眼内容物包括什么?

眼内容物包括房水、晶状体和玻璃体。

7．角膜的横径、垂直径、中央厚度、周边厚度正常值是多少?

角膜的横径为11.5 ~ 12mm,垂直径为10.5 ~ 11mm,中央厚度为0.5 ~ 0.55mm,周边厚度约为1mm。

8．角膜分为哪几层? 哪层可再生?

角膜分为上皮细胞层、前弹力层、基质层、后弹力层、内皮细胞层,其中,上皮细胞层及后弹力层可再生。

9. 眼屈光间质包括哪些?

眼屈光间质包括角膜、泪液膜、房水、晶状体及玻璃体。

10. 房水的循环途径是什么?

房水由睫状体上皮细胞产生进入后房,经瞳孔到前房,再从前房角的小梁网进入Schlemm管,然后经集液管和房水静脉汇入巩膜表面的睫状前静脉而回流到血循环。

11. 虹膜由前向后分为哪几层?

虹膜由前向后分为内皮细胞层、前界膜、基质层、色素上皮层、内界膜。

12. 什么是瞳孔?

瞳孔是指虹膜中央的一个2.5 ~ 4mm的圆孔。

13. 瞳距的正常值是多少?

男性的瞳距为60.9mm,女性的瞳距为58.3mm。

14. 什么是视网膜脱离?

视网膜脱离是指视网膜色素上皮层与视网膜神经感觉层之间的分离。

15. 视细胞分为哪几种?分别有什么功能?

视细胞分为视锥细胞和视杆细胞两种。视锥细胞感强光(明视觉)和色觉,视杆细胞感弱光(暗视觉)和无色视觉。

16. 光感受器的组织结构包括哪些?

光感受器包括外节、连接绒毛、内节、体部和突出五部分。

17. 什么是生理盲点?

视盘是神经纤维聚合组成视神经的始端,没有光感受器细胞，故无视觉功能，在视野中表现为生理盲点。

18．眼睑由外到内分为哪几层？

眼睑由外到内分为皮肤层、皮下组织层、肌层、睑板层、结膜层。

19．房水的功能有哪些？

房水具有营养角膜、晶状体及玻璃体，维持、调节眼压，以及屈光的作用。

20．眼结膜包括哪几部分？

眼结膜包括睑结膜、球结膜、穹窿结膜。

21．泪器包括哪两部分？

泪器包括泪腺和泪道。

22．泪道包括哪几部分？

泪道包括泪点、泪小管、泪囊和鼻泪管。

23．眼外肌有哪几条？

眼外肌有4条直肌和2条斜肌。4条直肌为上直肌、下直肌、内直肌和外直肌；2条斜肌是上斜肌和下斜肌。

24．每条眼外肌主要作用是什么？

内、外直肌的主要作用是使眼球向肌肉收缩的方向转动。上、下直肌除使眼球上、下转动外，还有内转内旋、内转外旋的作用。上、下斜肌的主要作用是分别使眼球内旋和外旋，上斜肌次要作用为下转、外转，下斜肌次要作用为上转、外转。

25．什么是视路？

视路是视觉信息从视网膜光感受器开始到大脑枕叶视中枢的

传导路径。

26. 视路由哪些组成？

视路由视网膜、视神经、视交叉、视束、外侧膝状体、视放射和枕叶视皮质中枢组成。

27. 什么是睫状充血、结膜充血和混合性充血？

眼球充血分为浅层和深层两种，前者呈鲜红色，称为"结膜充血"；后者是暗红色，称为"睫状充血"；二者兼有，称为"混合性充血"。

28. 泪液的主要成分是什么？其pH值是多少？

泪液的主要成分是水、无机盐和蛋白质、IgA、溶菌酶、β溶素、乳铁蛋白、电解质等，其pH值是 7.35 ～ 7.45。

29. 晶状体的形态、位置和组成部分各是什么？

晶状体形如双凸透镜，位于瞳孔和虹膜后面、玻璃体前面，由晶状体悬韧带与睫状体的冠部联系固定。晶状体由晶状体囊和晶状体纤维组成。

30. 晶状体的直径、厚度、体积是多少？

晶状体的直径是9mm，厚度为4 ～ 5mm，体积为0.2mL。

31. 眼眶的形态及组成部分各是什么？

眼眶为四边锥形的骨窝，由7块骨构成：额骨、蝶骨、筛骨、腭骨、泪骨、上颌骨、颧骨。

32. 眼科常用给药方式有哪些？

眼科常用的给药方式有局部给予滴眼液，眼膏或眼用凝胶，以及球结膜下注射、球后注射、眼内注射及全身给药等。

（李春梅　胡小娜）

第四章

眼睑及泪器病护理

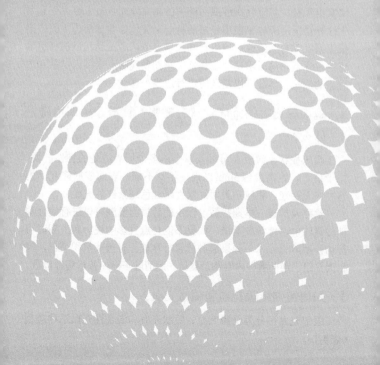

1. 眼睑常见的疾病有哪些？

眼睑常见的疾病有睑腺炎、睑板腺囊肿、睑缘炎、倒睫、睑内翻、睑外翻、眼睑闭合不全、上睑下垂。

2. 睑腺炎的临床症状有哪些？其治疗护理措施是什么？

（1）临床症状：患处红、肿、热、痛。

（2）治疗及护理：①早期局部热敷，促进感染消退，每日抗生素滴眼4～6次。②当脓肿形成后，应切开排脓。外麦粒肿在皮肤面切开，切口与睑缘平行，内睑腺炎在结膜面切开，切口与睑缘垂直。如果脓肿较大，应当放置引流条。③当脓肿尚未形成时不宜切开，更不能挤压排脓，否则会使感染扩散，导致眼睑蜂窝组织炎，甚至败血症或海绵窦脓毒血栓而危及生命。一旦发生这种情况，应尽早使用足量的抑制金黄色葡萄球菌为主的广谱抗生素，并对脓液或血液进行细菌培养或药敏试验，以选择更敏感的抗生素。同时密切观察病情，早期发现眼眶或颅内扩散和败血症的症状、体征，以便及时进行适当处理。

3. 睑板腺囊肿的临床症状有哪些？其治疗护理措施是什么？

临床症状：睑板上可触及单个或多个境界清楚的韧性肿块，位于皮下，距离睑缘5mm以内，不红不痛，表面皮肤隆起，但与肿块无粘连，相应结膜面局限性暗红色或紫红色充血。

治疗及护理：早期热敷，较小的睑板腺囊肿可以进行病灶局部激素注射，使囊肿消退。如果不能自愈且影响视力和外观时可行切开刮除引流术。如果囊肿已自行穿破，有肉芽组织突出，需将肉芽组织连同囊肿内容物及囊壁一起清除干净，并行病理检查。

4. 如何鉴别结膜充血和睫状充血？

眼部充血可分为结膜充血、睫状充血和混合性充血三种类型（表4-1）。

表4-1 结膜充血和睫状充血的鉴别

	结膜充血	睫状充血
性质	浅层结膜血管的充血状态	深层前睫状血管的充血状态
部位	以穹隆部最显著	以角膜周围最显著
颜色	鲜红	紫红
形态	血管呈网状，粗而弯曲，互相吻合，压迫褪色，可随结膜移动	血管细直，不分支，不吻合，压迫不褪色，不随结膜移动
疾病	见于结膜疾病	见于角膜、虹膜睫状体、巩膜疾病及青光眼

5. 带状疱疹病毒性睑皮炎患者如何治疗及护理？

（1）适当休息，提高机体抵抗力，必要时给予镇痛剂和镇静剂。

（2）疱疹未破时，局部无须用药。疱疹破溃无继发感染时，患处可涂敷3%阿昔洛韦眼膏或0.5%碘甘眼膏。如有继发感染，可加用抗生素眼液湿敷，每日2～3次。结膜囊内滴用0.1%无环鸟苷滴眼液，防止角膜受累。

（3）对重症患者须全身应用无环鸟苷、抗生素及糖皮质激素。

6. 什么是上睑下垂？如何分类？

上睑下垂是指提上睑肌和Müller肌功能不全或丧失，以致上睑不能提起或提起不全，而使上睑呈下垂的异常状态，遮盖部分或全部瞳孔，可能引起视力障碍。上睑下垂可分为先天性与后天性两大类。

7. 眼睑闭合不全的患者如何护理？

（1）首先保护好眼球，涂大量的抗生素眼膏或眼用凝胶，以避免角膜干燥和溃疡发生。

（2）按原因治疗，必要时可行睑裂缝合术。

（3）皮肤瘢痕所致者应切除瘢痕组织，进行植皮术或眼睑再造术。

8. 睑外翻的患者如何治疗及护理？

睑外翻以手术治疗为主。未行手术矫正前应注意保护角膜，涂大量的抗生素眼膏或眼用凝胶，睡前可将患眼遮盖。

9. 泪道冲洗的目的是什么？

（1）用于检查泪道是否通畅。

（2）内眼或泪道手术前常规准备。

（3）用于泪道注入抗生素治疗有手术禁忌证的慢性泪囊炎。

10. 怎样判断有无泪道阻塞及阻塞的部位？

（1）冲洗无阻力，液体顺利进入鼻腔或咽部，表明泪道通畅。

（2）冲洗液完全从注入原路返回，表明泪小管阻塞。

（3）冲洗液自下泪小点注入，由上泪点返流，表明泪总管阻塞。

（4）冲洗有阻力，部分自泪点返回，部分流入鼻腔，表明鼻泪管狭窄。

（5）冲洗液自上泪小点返流，同时有黏液脓性分泌物，表明鼻泪管阻塞合并慢性泪囊炎。

11. 急性泪囊炎的临床表现是什么？其治疗护理措施是什么？

临床表现：泪囊区局部皮肤红肿、坚硬、疼痛、压痛明显，炎症可扩展到眼睑、鼻根和面颊部，严重时可出现畏寒、发热等全身不适。数日后红肿局限，可穿破皮肤，排出脓液，炎症减轻。但有时可形成泪囊瘘。

治疗护理措施：早期局部热敷，全身和局部使用抗生素控制炎症。炎症期切忌泪道探道或泪道冲洗，以免导致感染扩散，引起眶蜂窝组织炎。如炎症未能控制形成脓肿，则应切开排脓，放置橡皮引流条，待伤口愈合、炎症消退后，按慢性泪囊炎处理。

12. 慢性泪囊炎的临床表现是什么？其治疗护理措施是什么？

临床表现：泪溢、泪点溢脓等。

治疗护理措施：①药物治疗。各种抗生素眼液滴眼，每日4～6次，滴眼前充分挤压泪囊，排出脓液，以发挥药效。②泪道冲洗。为了彻底清除脓液，发挥抗生素的疗效，可每周用生理盐水冲洗泪囊1次，冲洗完毕后向泪囊内注入庆大霉素4万单位或加入地塞米松2.5mg，以促进炎症消退。③泪道探通。以上两种方法治疗无效时，或经过治疗脓性分泌物暂时消失但阻塞仍未消除者，可试行泪道探通术，探通时注意勿用力过猛，以免形成假道，造成细菌感染。④手术疗法。以泪囊鼻腔吻合为主，亦可作泪囊摘除。

13. 新生儿泪囊炎护理要点有哪些？

泪囊区加压按摩法按摩前，操作者应先剪指甲，洗净双手。患儿取仰卧位，助手固定患儿头部及四肢，操作者从患儿泪囊区开始顺着鼻翼向下挤压，挤压的力度要适中，既要有效，又不能挤坏患儿皮肤及鼻骨。按摩结束后，局部点抗生素眼药。注意药瓶不宜举得过高，防止药水滴入时刺激眼睛。但也不能举得太低，以防瓶口触及眼睛，一般以1～2cm为宜。瓶盖应倒立放置，瓶口不能触及其他物品，用后及时盖上，防止污染。滴药后药水溢出，可用清洁干棉球或干净的面巾纸拭去，避免用不洁物品擦双眼。

14. 倒睫的治疗护理方法有哪些？

（1）如仅有1～2根倒睫，可用倒睫镊拔除，重新生长时可予再拔。

（2）较彻底的方法是可在显微镜下切开倒睫部位除去毛囊，或行电解法破坏倒睫的毛囊。

（3）如倒睫较多，应手术矫正，方法与睑内翻矫正相同。

15．泪膜的主要功能有哪些？

泪膜具有润滑眼球表面，防止角膜、结膜干燥，保持角膜光学特性，供给角膜氧气，以及冲洗、抵御眼球表面异物和微生物的作用。

16．流眼泪的原因有哪些？

（1）泪液排出受阻。

（2）泪液分泌增多。

17．怎样鉴别泪溢和流泪？

（1）泪液不能流入鼻腔而溢出眼睑之外，称为泪溢。

（2）排出系统来不及排走而流出眼睑之外，称为流泪。

18．最常见的眼睑恶性肿瘤是什么？其治疗护理措施是什么？

基底细胞癌是最常见的眼睑恶性肿瘤，对基底细胞癌的主要治疗措施是早期手术切除后再行放射治疗。放疗前应向患者宣教放射野皮肤的保护方法：洗脸时用温水软毛巾轻轻沾洗放射野皮肤，忌用肥皂、酒精、油膏等刺激性物质。局部皮肤勿搔抓、摩擦，皮肤脱屑勿用手撕剥，以防感染。密切观察局部皮肤的变化，如出现湿性皮炎应及时报告医师，停止放疗，局部换药。嘱患者注意勿揉眼，局部滴抗生素眼药水，防止眼部感染。

（胡小娜　李春梅）

第五章

眼表及结膜病护理

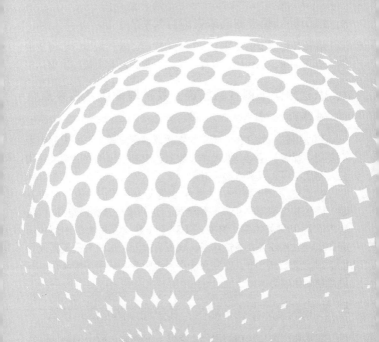

1. 结膜炎的常见症状和体征有哪些？

结膜炎的常见症状有异物感、烧灼感、眼痒、畏光、流泪；体征有结膜充血、水肿、渗出物、乳头增生、滤泡、假膜、真膜、肉芽肿、假性上睑下垂、耳前淋巴结肿大等。

2. 结膜炎的病因是什么？预防措施有哪些？

结膜炎的病因有微生物感染、物理刺激、化学性损伤、免疫性病变，以及与全身状况相关的内因、邻近组织的炎症蔓延等。

预防措施：①良好的用眼卫生习惯，勤洗手、洗脸，勿用手与衣袖擦眼；②如具有传染性，则需要隔离治疗，勿用擦过眼的物品去接触其他东西，防止交叉感染；③普及全民的用眼卫生意识。

3. 细菌性结膜炎的临床表现有哪些？

细菌性结膜炎的临床表现有：起病急，潜伏期短，常累及双眼，有异物感，烧灼感，发痒，流泪，眼睛内有大量分泌物。

4. 怎样预防细菌性结膜炎？其护理健康宣教要点有哪些？

预防措施：做好预防为主的宣教及消毒隔离工作。告知患者不要用手揉眼，不用公共毛巾、脸盆。患者用过的物品须及时清洗，彻底消毒，眼药水必须专用。

护理健康宣教要点：①急性结膜炎患者禁止热敷及包盖患眼，因包盖患眼不利于眼分泌物排出，并能使结膜囊温度升高，后者有利于细菌的生长繁殖，不利于痊愈；②患者勿入公共场所，如游泳池或公共浴池沐浴、理发店理发，保护自己及其他人群；③注意眼部卫生，做到勤洗手，接触患眼的手在未清洗之前勿接触其他物品。

5. 沙眼的临床症状有哪些？其护理预防方法是什么？

沙眼急性期症状包括畏光、流泪、异物感，较多的黏性或脓性分泌物，眼睑红肿，结膜充血明显，乳头增生，上下穹隆结膜满布滤泡。慢性期无明显症状，仅眼痒、异物感、干燥和烧灼感，结膜充血，结膜乳头及滤泡增生。

预防方法有：①培养良好的用眼卫生习惯，不用手揉眼，毛巾、手帕要勤洗、晒干；②避免接触传染；③改善空间环境，托儿所、学校、工厂等集体单位应分盆分巾或流水洗脸，对沙眼患者应积极治疗，加强理发室、浴室、旅馆等服务行业的卫生管理，严格毛巾、脸盆等消毒制度，并注意水源清洁；④加强全民用眼卫生意识，如果觉得眼睛不舒服，出现眼睛痒、发红、流泪等症状时，要及时到医院检查；⑤遵医嘱正确使用眼液，在急性期或感染严重时，需要口服药物或输液治疗。

6. 沙眼的临床分期是什么？其并发症有哪些？

沙眼的临床分期：①结膜滤泡（上睑结膜有5个以上滤泡）；②弥漫性结膜感染（弥漫性浸润，乳头增生血管模糊区大于50%）；③睑结膜瘢痕（典型的睑结膜瘢痕）；④倒睫（严重倒睫或眼睑内翻）；⑤角膜混浊（典型的睑结膜瘢痕）。

沙眼的并发症：眼睑内翻与倒睫、上睑下垂、睑球粘连、角膜混浊、实质性结膜干燥症、慢性泪囊炎，可严重影响视力，甚至失明。

7. 流行性角结膜炎的临床特点是什么？其治疗护理措施有哪些？

流行性角结膜炎的临床特点：潜伏期短，18～48h；病程短，5～7天。常见的症状有眼痛、畏光、异物感、流泪、结膜下出血、眼睑水肿等。

治疗护理措施有：①注意劳逸结合；②避免吃刺激性食物；③及时清除分泌物，如有伪膜一并去除，必要时行结膜囊冲洗；④严密观察病情变化；⑤重症患者应指导调节心理状态。

8．春季性角结膜炎的临床特点是什么？

春季性角结膜炎的临床特点是眼部奇痒，经刺激或环境诱发后，夜间症状加重，其他症状还有疼痛、异物感、畏光、流泪、烧灼感和黏性分泌物增多。

9．过敏性结膜炎的临床症状是什么？

（1）接触过敏物质数分钟后发生为I型超敏反应，表现为眼部瘙痒、眼睑皮肤水肿和肿胀、结膜充血及水肿。

（2）接触过敏物质24～72h才发生的为迟发IV型超敏反应，表现为眼睑皮肤急性湿疹、皮革样变、睑结膜乳头增生、滤泡形成，严重者可以引起结膜上皮剥落，下方角膜可见斑点样上皮糜烂。

10．结膜病的消毒隔离措施有哪些？

结膜病的消毒隔离措施有：①生活环境消毒；②必要时隔离患者；③医护人员在诊治过程中注意严格消毒双手；④医护过程所用器具、敷料要专人专用；⑤废弃敷料、一次性用品、冲洗液要仔细收集，集中消毒处理。

11．干眼症常见的症状有哪些？其治疗护理措施是什么？

干眼症常见的症状有干涩感、异物感、烧灼感、痒感、视物模糊、视疲劳等。

治疗护理措施有：①消除诱因；②泪液成分替代治疗，最佳的人工泪液是自身血清；③选择含有少量防腐剂，或不含防腐剂的人工泪液；④泪小点封闭，保留泪液，用泪小点栓子封闭，也可行手术封闭泪小点。

12．什么是翼状胬肉？其术后护理要点有哪些？

翼状胬肉是一种向角膜表面生长的与结膜相连的纤维血管样

组织，常发生于鼻侧的睑裂区。

术后护理要点：①注意观察术眼敷料情况，有无渗血、渗出；②术后疼痛的护理，必要时给予止痛药；③如双眼术后应协助生活护理，防跌倒、防烫伤；④坚持局部用眼液；⑤术后3个月内避免接触风沙、紫外线直接照射。

13. 球结膜下出血的症状及治疗方法各是什么？

球结膜下出血的症状：初期呈鲜红色，以后逐渐变为棕色。一般7～12天内自行吸收，出血量大可沿着眼球全周扩散。

治疗方法：首先应找出出血原因，针对原发病进行治疗。出血早期可以局部冷敷，两天后热敷，每天2次。必要时给予口服止血药。

（胡小娜　李春梅）

第六章

角膜及巩膜病护理

1. 角膜炎患者的护理诊断有哪些?

（1）疼痛、眼痛：与角膜炎症刺激有关。

（2）角膜混浊：与角膜浸润及溃疡有关。

（3）感知改变、视力障碍：与角膜浸润及溃疡有关。

（4）焦虑：与病程较长，担心疾病难以愈合有关。

（5）知识缺乏：缺乏角膜炎防治知识。

2. 角膜炎患者的护理要点有哪些?

（1）局部运用抗生素眼液，禁用皮质类固醇滴眼剂。

（2）恢复期可局部热敷，使局部血管扩张，促进血液循环，促进炎症吸收和加强组织修复。

（3）充分散瞳，减轻炎症反应，预防虹膜后粘连。

（4）病房光线宜暗，或戴有色眼镜、患眼遮盖纱布，以避免光刺激。

（5）进食易消化且含维生素多的食物（如肝、胡萝卜、水果、蔬菜），保持大便通畅，避免便秘，以防增加腹压，减少角膜穿孔的可能。

（6）把角膜炎的治疗、防治知识告知患者，消除其紧张、焦虑心理，树立积极治疗疾病的信心。

（7）保持结膜囊清洁，分泌物多者要及时轻拭或冲洗，但如有角膜穿孔危险时不要冲洗。

3. 如何预防角膜炎的发生?

（1）应注意眼部卫生，养成良好的用眼卫生习惯。

（2）医院加强消毒管理，防止医源性的交叉感染。

（3）加强劳动保护，防止角膜外伤。

（4）处理眼部异物时应严格注意无菌操作，洗眼时动作要轻柔。

（5）佩戴角膜接触镜时应注意手的卫生，用具应定期清洁。佩戴时如出现眼部不适应停止佩戴并就医。

（6）生活规律，避免熬夜、饮酒、暴饮暴食、感冒发烧、日光暴晒等诱因，减少旧病复发的危险。

（7）饮食上宜多吃富含维生素及纤维素的蔬菜和水果。多吃豆类、豆制品、瘦肉、蛋类等高热量、高蛋白食品，有利于角膜修复。

4．预防暴露性角膜炎的护理措施有哪些？

（1）去除暴露因素。

（2）轻者滴人工泪液及抗生素眼液，晚间用抗生素眼膏预防感染。

（3）软性角膜接触镜可保护角膜上皮。

（4）必要时可行睑缘缝合术或结膜瓣遮盖术。

（5）外出戴墨镜或纱布遮挡患眼。

5．绿脓杆菌感染的角膜炎有什么特点？其护理要点有哪些？如何进行心理护理？

绿脓杆菌感染的角膜炎的特点：起病急，进展快，患眼剧烈疼痛、畏光、流泪、视力急剧下降，眼睑红肿，球结膜充血水肿，角膜出现坏死病灶，溃疡表面有大量黄绿色黏稠分泌物，前房积脓，严重者角膜穿孔。

护理要点：①局部运用多黏菌素及庆大霉素眼液。②眼局部湿热敷，可加速血液循环，改善角膜营养。③充分散瞳，减轻炎症反应，预防虹膜后粘连。④对于深部角膜溃疡后弹力膜膨出，应予加压包扎，预防角膜穿孔。有穿孔者应做结膜遮盖术或角膜移植术修复穿孔。⑤病房光线宜暗，或戴有色眼镜、患眼遮盖纱布，以避免光刺激。⑥进食易消化且含维生素多的食物，保持大便通畅，避免便秘，以防增加腹压，减少角膜穿孔的可能。⑦把角膜炎的治疗、防治知识告知患者，消除其紧张、焦虑心理，树立积极治疗疾病的信心。

心理护理：由于角膜上皮的神经末梢极为丰富，知觉非常敏感，一旦发生炎症，刺激症状严重，即可出现剧烈的疼痛、畏光、流泪及视力下降。由于病情发展较快，症状严重，而使患者对战胜疾病缺乏信心，对预后产生悲观、失望的心理。一般入院时患者都非常恐惧、焦虑。此时，护理人员应经常巡视病房，了解患者的心理负担程度，并通过交谈向患者解释该病的治疗方法和需注意的问题及预后，以便减轻患者焦虑不安、烦躁易怒的不良情绪，让其积极配合治疗。

6. 绿脓杆菌感染性角膜炎的隔离措施是什么？

对绿脓杆菌感染性角膜炎患者应严格实行床边隔离，以防交叉感染；对患者使用过的药物和敷料，必须与其他患者分开，医务人员在每次治疗前后，也必须彻底洗手或戴手套；限制患者活动范围，并备置消毒水，到公共场所（如上厕所、开水龙头及到其他病房）前应注意先消毒手，防止交叉感染及继发感染。

7. 角膜接触镜引起的并发症有哪些？

角膜接触镜引起的并发症有：①角膜炎；②角膜溃疡；③角膜穿孔；④结膜炎；⑤角膜水肿；⑥角膜新生血管；⑦干眼症；⑧过敏反应。

8. 佩戴角膜接触镜的注意事项有哪些？

（1）戴角膜接触镜前先去医院检查一下是否适合佩戴，在专业医务人员指导下佩戴。

（2）提倡日戴镜，每天佩戴持续时间不宜过长，不宜戴镜过夜。

（3）严格消毒，佩戴时双手保持洁净。

（4）如有不适请及时就诊，避免耽误病情。

（5）选择正规厂家生产的护理液及角膜接触镜。

（6）护理液在有效期内使用，注意不要污染盛护理液的瓶口，镜片盒应定期消毒，不用时应干燥保存。

（7）镜片应在有效期内更换，不戴过期的镜片。

（8）角膜接触镜戴镜状态下，配戴者应绝对避免对眼部的撞击，如不慎发生，应立即取下镜片并找医师进行检查，确认无碍后再恢复正常使用。

（9）风沙、粉尘或其他污染环境下不要戴镜，游泳时不能戴镜。特殊职业人员如警察、消防人员等验配要慎重。

（10）患有急性结膜炎、泪囊炎、角膜上皮损伤、青光眼等眼病者禁用角膜接触镜。

9. 角膜移植术后的护理要点有哪些？

（1）心理护理：让患者及家属了解角膜移植有发生排斥反应的可能，使他们有充分的心理准备。

（2）观察手术眼敷料渗液、渗血及包扎情况，观察患者有无头痛、眼痛、眼胀等不适，告诉患者术后眼部有异物摩擦感、流泪均是正常现象。

（3）术后适当增加蛋白质的摄入量，进食易消化、纤维素多的食物，多吃蔬菜、水果。保持大便通畅，防止排便用力，造成伤口出血或植片脱离。忌烟酒及刺激性食物，以防加重术后炎症反应，诱发排斥反应。

（4）术后避免激烈活动，不能用力揉眼，尽量避免低头、弯腰，谨防碰撞术眼，防止角膜植片移位或缝线断裂。

（5）术后正确使用眼液，勿压迫眼球，避免交叉感染。

（6）密切观察有无排斥反应的发生。排斥反应一般发生在术后10～15天以后，如术眼疼痛加重，分泌物增多，视力突然明显下降、流泪，角膜上出现白色排斥线、混浊、水肿等，及时报告医生治疗。

（7）出院指导：告诉患者继续遵医嘱用药，避免剧烈活动，定期复查，如出现眼部不适应马上就医。

10. 角膜移植术后排斥的护理要点有哪些？如何进行心理护理？

（1）加强消毒隔离措施：患者应用大量皮质类固醇激素和免疫抑制剂，在应用过程中要坚持足量、规律和缓慢停药的原则，出现排斥反应后要加大用药量，局部要注意可能引起眼压升高等并发症。注意个人卫生，全身和局部应用抗生素，防止感染。

（2）正确应用环胞霉素A眼液点眼，眼药要专人专用。

（3）给予营养丰富、易消化的食物，防止眼内压一过性升高，而引起创口裂开。同时服少量蜂蜜或缓泻剂，保持大便通畅。

（4）严密观察全身情况，了解患者既往病史，随时处理应用激素及免疫抑制剂后引起的副作用。如排斥反应治疗无效，移植片混浊，可考虑再次行角膜移植手术。

（5）消除患者焦虑、恐惧的心理。主动与患者交谈，安慰患者，向患者及家属说明排斥反应是移植术后常见并发症，早期发现后通过药物大都可控制，同时请治愈的患者现身说法。患者间的共同语言、体会与鼓励可起到积极的配合作用。发生角膜植片排斥反应后，用药较多，应用大量激素及免疫抑制剂会出现肥胖、脱发、痤疮、胃肠反应等症状，向家属及患者说明药物停用后上述症状会逐渐消失，使他们消除顾虑，处于治疗康复的最佳心理状态，如因激素产生精神症状者，更应给予热情耐心的护理。

11. 丝状角膜炎患者佩戴角膜接触镜治疗的护理要点有哪些？

（1）佩戴接触镜后患者勿用力揉眼，勿进水。

（2）佩戴后不可自行取下。

（3）遵嘱用眼液。

12. 丝状角膜炎烧灼患者治疗后的护理要点有哪些？

（1）烧灼后应充分冲洗烧灼处。

（2）烧灼后涂抗生素眼膏，包扎术眼。

（3）如术眼疼痛难忍，可遵医嘱应用止痛药。

（4）术后勿揉眼，勿进水。

（5）给予营养丰富、易消化的食物，防止眼内压一过性升高，而引起创口裂开。同时服少量蜂蜜或缓泻剂，保持大便通畅。

（6）禁止重体力劳作，如弯腰抬重物等，防止眼内压一过性升高，而引起创口裂开。

（7）坚持正确使用眼液。

13．角膜异物剔除术后的健康宣教有哪些？

（1）术后勿揉眼，勿进水。

（2）给予营养丰富、易消化的食物，防止眼内压一过性升高，而引起创口裂开。同时服少量蜂蜜或缓泻剂，保持大便通畅。

（3）禁止重体力劳作，如弯腰抬重物等，防止眼内压一过性升高，而引起创口裂开。

（4）坚持正确使用眼液。

（5）术后第二日复诊。

（6）工作生活中注意做好防护措施，预防异物入眼，如工作时佩戴防护镜。

14．角膜溃疡患者的护理要点有哪些？

（1）局部正确应用眼液，勿用手压迫眼球，避免引起角膜穿孔。

（2）充分散瞳，减轻炎症反应，预防虹膜后粘连。

（3）病房光线宜暗，或戴有色眼镜、眼遮盖纱布，以避免光刺激。

（4）进食易消化，且含维生素多的食物，如动物的肝脏、胡萝卜，以改善角膜营养，促进炎症吸收，从而促使角膜愈合。保持大便通畅，避免便秘，以防增加腹压，减少角膜穿孔的可能。

（5）把角膜溃疡的治疗、防治知识告知患者，消除其紧张、焦虑的心理，树立其积极治疗疾病的信心。

（6）注意眼部卫生，不揉擦患眼，不与其他人共用洗脸毛巾和脸盆，避免交叉感染。

15．角膜溃疡患者的心理护理要点有哪些？

心理护理要点：由于角膜炎病程较长，且多反复发作，易导致视力下降，使患者失去对疾病治疗的信心，易产生焦虑、悲观、失望的心理。对此应耐心地与患者进行交流，帮助、开导并鼓励患者，使其消除焦虑，以良好的心态配合治疗护理。

16. 角膜溃疡的有效健康宣教有哪些？

（1）眼睛畏光、流泪、异物感明显时，用眼垫遮盖患眼，避免强光刺激加重患眼疼痛。

（2）眼睛前房积液、积脓时，疼痛异常剧烈，可以用止痛剂，禁止热敷，避免感染扩散。

（3）注意眼部卫生与休息，按时滴眼药水。

（4）注意手的清洁，不与其他人共用洗脸毛巾和脸盆，避免交叉感染。

（5）不揉擦患眼。

（6）注意安全，避免眼科外伤的发生。

17. 巩膜炎患者的护理要点有哪些？

（1）眼局部湿热敷，可加速血液循环，有助炎症吸收。

（2）局部及全身应用糖皮质激素，但禁用结膜下注射，以免造成巩膜穿孔。

（3）伴有虹膜睫状体炎者，应充分散瞳。

（4）巩膜炎易复发，应向患者说明，并督促患者加强身体锻炼，养成良好的生活用眼习惯，预防复发。

（胡小娜　黄东梅）

第七章

晶状体病护理

1. 什么是白内障?

白内障是指晶状体发生混浊。

2. 白内障的病因分类有哪些?

白内障按病因分类为：①先天性白内障；②年龄相关性白内障；③并发性白内障；④代谢性白内障；⑤药物及中毒性白内障；⑥外伤性白内障；⑦后发性白内障；⑧辐射性白内障。

3. 白内障按晶状体混浊部位分为哪几类?

白内障按混浊部位分为：①皮质性白内障；②核性白内障；③囊膜下白内障。

4. 白内障按晶状体混浊程度分哪几期?

白内障按混浊程度分为：①未成熟期；②成熟期；③过熟期。

5. 白内障的临床症状有哪些?

渐进性、无痛性视力减退，直至眼前手动或仅有光感。单眼复视或多视、眩光和畏光、固定黑影。

6. 皮质性白内障病程分为哪几期?

皮质性白内障病程分为：①初发期；②未成熟期或称膨胀期；③成熟期；④过熟期。

7. 什么是后发性白内障?

后发性白内障是指白内障囊外摘除（包括超声乳化摘除）术后或外伤性白内障部分皮质吸收后所形成的晶状体后囊膜混浊。

8. 什么是外伤性白内障?

外伤性白内障指机械性（眼球钝挫伤、穿通伤、球内异物）

或非机械性（辐射性、电击性）损伤等引起的晶状体混浊。

9. 什么是并发性白内障？

并发性白内障是指眼内疾病引起的晶状体混浊。

10. 常见的代谢性白内障有哪几种？

常见的代谢性白内障有：①半乳糖性白内障；②糖尿病性白内障；③低钙性白内障。

11. 白内障的治疗原则是什么？

（1）白内障的药物治疗：辅助营养类药物；醌型学说类相关药物；抗氧化损伤类药物；其他药物；中医中药。

（2）白内障的手术治疗：白内障囊外摘除术；白内障囊内摘除术；超声乳化白内障吸除术；激光乳化白内障吸除术；人工晶状体植入术。

12. 白内障超声乳化摘除术有何优点？

（1）手术切口小，传统手术切口12mm，此手术切口小于3mm。

（2）术后反应轻，切口愈合快，视力恢复更快、更好。

（3）术后散光小，且更容易矫正或控制。

（4）手术控制度更好，安全稳定。

（5）手术时间短，一般只需15～30min左右。

（6）无须等待白内障成熟才施行手术。

13. 白内障患者术前的心理护理要点有哪些？

对患者进行健康教育，对有心理紧张的患者术前进行心理疏导，鼓励患者说出心中的焦虑、担忧，采取疏导的方式增强其信心，确保患者以稳定的情绪和良好的心态迎接手术。向患者解释病情、手术治疗先进性与安全性、麻醉方式，介绍人工晶体植入术具有创伤小、手术时间短、手术反应轻、切口愈合快的优点，并介绍主刀医生的技术特长，增强患者对手术成功的信心，减轻患者恐惧感。护士耐心和蔼地对待每位患者，会使手术的成功事半功倍。

14. 白内障患者术前的护理要点是什么？

（1）预防感染：术前2～3天入院，常规抗生素眼液滴眼3～4次/日。

（2）配合检查：①专科检查，包括视力、视野、色觉、眼底、眼轴、角膜曲率、A/B超、光定位、眼压、人工晶状体度数测量、角膜内皮细胞计数等；②全身检查，包括血、尿常规、凝血指标、肝肾功能、心电图、胸片等。

（3）饮食：忌烟、酒、浓茶、咖啡。

（4）心理准备：做好术前宣教、解释、答疑，告知术中应注意的问题，保证良好的心理状态及睡眠。

（5）卫生整顿：嘱沐浴，剪指甲，洗头，洗澡，更衣，刮胡须，注意预防感冒。头发长者编成发结。

（6）术前准备：遵医嘱给予镇静药、止血药、散瞳（缩瞳）、剪睫毛、冲洗泪道、冲洗结膜囊。根据病情给予降血压药、降糖药、降眼压药。空腹血糖和血压控制在正常范围内。

（7）向患者及家属进行安全教育，慎防患者跌倒、误吸、误食、坠床、迷路、走失、突发严重的全身疾病，使患者和家属掌握安全防范措施。

（8）先天性白内障患儿按全身麻醉手术前护理。

15. 白内障患者术后的护理要点有哪些？

（1）活动与休息：术后宜卧床休息2h，但并不需绝对卧床，可进行一般的起居活动。

（2）饮食护理：当天宜进食半流质或软性食物，避免食用硬质食物及刺激性食物，多进食新鲜蔬菜、水果、粗纤维食物，保持大便通畅。

（3）术眼的保护：术后用眼垫包眼1天，为防不慎碰伤术眼，可在眼垫外加眼罩，防止眼部碰伤，不要用力闭眼、挤眼或揉眼。

（4）保持术眼敷料清洁，不松脱。

（5）术后注意视力、眼压情况，有无眼痛、头痛等症状。

（6）有便秘、咳嗽，要及时通知医生处理，以免影响切口愈合。

（7）局部抗生素眼液点眼，一日4～6次，动作要轻柔，不要挤压眼球。按医嘱给予抗生素及激素全身或局部应用。

（8）术后并发症观察：观察有无高眼压、角膜水肿、浅前房、感染等。

16．白内障患者术后的护理诊断有哪些？

（1）焦虑：与术后视力反复有关。

（2）知识缺乏：与不了解手术方式有关（缺乏白内障手术的相关知识）。

（3）潜在并发症，感染：与内眼手术有关。

（4）急性疼痛：与眼压升高有关。

（5）有外伤的危险：与年龄大、视力障碍有关。

17．白内障患者术后应如何宣教？

（1）手术当天一般不会有疼痛等反应，部分患者有轻微的眼磨、眼红、畏光、流泪、异物感，为正常术后反应，如术眼胀疼甚至头痛、恶心等症状，应及时咨询医生。

（2）手术当天请勿自己打开眼部包盖纱布，并尽量安静休息。

（3）注意用眼卫生，不要用力闭眼、挤眼或揉眼，避免用力摇头、点头、震荡头部、低头取物、咳嗽、打喷嚏等，以免引起眼内压升高和前房出血等。

（4）宜进食清淡易消化的食物，多进食新鲜蔬菜、水果、粗纤维食物，保持大便通畅。勿吸烟、喝酒。

（5）洗脸、洗澡动作轻柔，勿使水流入眼内。

18. 白内障患者出院时的宣教要点有哪些？

（1）遵医嘱用药，两种以上滴眼液要交替使用，每次间隔 10～15min 以上，滴眼每次1滴即够，不宜点多，以免药液外溢造成浪费。点眼药之前，把手洗净，按正确方法滴眼。

（2）术后2周内洗脸、洗澡时避免污水入眼。

（3）术后1个月内避免剧烈运动和重体力劳动，以免用力过猛、眼压过高而引起手术切口裂开。伴有全身疾病如高血压、心脏病、糖尿病及肾病的患者，出院后继续治疗，控制症状，防止并发症的发生。

（4）术后3个月内避免揉擦、碰撞术眼。前房型人工晶状体、带虹膜隔人工晶状体植入者需长期避免用手揉眼睛，以免人工晶状体与角膜摩擦而损伤角膜内皮。

（5）对于10岁以下的先天性白内障，术后必须指导家长对患儿进行弱视治疗，由于许多家长并不了解弱视治疗的重要性，常常以为白内障手术后即大功告成。向家长解释白内障手术只是给患儿提供了一个训练视力的机会，术眼视力的好坏还取决于弱视治疗。

（6）白内障囊内摘除术后的患者，需及早配镜矫正术眼视力。

（7）防止眼睛过度疲劳，多休息，避免强光刺激，注意个人卫生，勿用不洁物揉擦眼睛。

（8）适当锻炼身体，增强体质，预防感冒，防止并发症发生。

（9）出院1周回门诊复查，如有眼痛、流泪等异常情况要及时就诊。

（黄少萍　杨　娟）

第八章

青光眼病护理

1．什么是青光眼？其病因是什么？临床表现有哪些？

青光眼是一组具有特征性视神经损害和视野缺损的眼病。青光眼的种类不同，其病因和临床表现也不同。

（1）原发性青光眼：原发性青光眼是指眼部没有其他疾病，发病原因还没有完全明了的一类青光眼。根据眼压升高时前房角是关闭的还是开放的，又分为原发开角性青光眼和原发闭角性青光眼。原发闭角性青光眼又分急性闭角性青光眼和慢性闭角性青光眼。

① 原发闭角性青光眼：急性闭角性青光眼眼压急剧升高会引起一系列的剧烈反应，主要表现有来势凶猛的眼痛、头痛、恶心、呕吐、视力迅速大幅度减退，眼前部充血发红，角膜混浊呈雾状，瞳孔散大呈竖椭圆形，用手指触摸眼球可感到坚硬如石。慢性闭角性青光眼的特点是眼前部没有充血，自觉症状不明显。患者没有自觉症状，往往在遮盖健眼时才发现视功能降低或消失。

② 原发开角性青光眼：是双眼性疾病，但双眼发病时间常不一致。通常在外观上看不出异常，眼睛不红、不痛，视力改变也很轻微，而且往往不影响人们常用的中心视力，而先影响周边某些部分的视力，在整个视野中出现一些局部的暗点或暗区，常规视力检查可以完全正常，而这正是危险所在，不少患者往往由于其他原因需要检查眼底时，被看到视神经已有损害才发现患有此病。

（2）恶性青光眼：又称睫状环阻滞性青光眼，它是一种特殊类型的闭角性青光眼，发生于青光眼术后，或长期滴用缩瞳剂治疗后引起的闭角性青光眼，多见于原发闭角性青光眼。本病的特点是在青光眼手术后，前房极度变浅或消失，眼压升高，用一般的抗青光眼药物或手术治疗均无效，如处理不当，可导致失明。

（3）继发性青光眼：继发性青光眼是由于眼部其他病症或全身其他病引起的眼部病变，从而影响房水排出引起眼压升高。这类青光眼常可以找出原发病因，多为单侧发病。由于这类青光眼也像原发青光眼那样存在房角开放与闭塞两种情况，故按房角情况分为继发性开角性青光眼和继发性闭角性青光眼。

(4) 先天性青光眼：是胚胎期和发育期内前房组织发育异常所引起的一类青光眼，多数在出生时已存在，但可以到青少年期才表现出症状和体征，分为原发性婴幼儿型青光眼、青少年型青光眼和伴有其他先天异常的青光眼三类。婴幼儿型青光眼最初的表现常是畏光、流泪和眼睑痉挛，是由高眼压性角膜上皮水肿刺激所致。青少年型青光眼早期一般无自觉症状，不易被发现，发展到一定程度时可出现虹视、眼胀、头痛，甚至恶心等症状，房角一般是宽角。

(5) 混合性青光眼：同时具有两种或两种以上类型的原发性、继发性或原发与继发性青光眼合并发生的青光眼均属于混合性青光眼。

2. 眼压的正常值是多少？

眼压的正常值是 $10 \sim 21$mmHg，双眼眼压相差不超过 5mmHg，昼夜眼压波动范围不大于 8mmHg。

3. 什么是视野？

视野是指当眼向前固视某一点时，黄斑区中心凹以外视网膜感光细胞所能见到的范围。正常视野有两个含义：①视野达到一定范围；②视野范围内各部分光敏感度正常，即除视盘及大血管对应的生理盲点外，正常视野内其余个别光敏感度应在正常范围内。

4. 房水循环途径有哪几种？

(1) 房水由睫状突产生后流入后房，经瞳孔到前房，然后由前房角经小梁进入 Schlemm 管，再经外集液管到巩膜静脉丛而进入房水静脉，或由外集液管直接经房水静脉而最后进入睫状前静脉，85% 的房水通过此途径从眼内排出。

(2) 房水也可经葡萄膜的血管及脉络膜上腔而排出，约15% 的房水是通过葡萄膜巩膜通道排出。

5．影响房水循环的因素有哪些？

影响房水循环的因素包括：①房水生成率；②房水流出难易度；③上巩膜静脉压；④血液渗透压；⑤神经系统的影响。

6．青光眼如何分类？如何进行健康宣教？

根据青光眼各种不同的发病机制，将青光眼分为四大类：①原发性青光眼；②继发性青光眼；③先天性青光眼；④混合性青光眼。

青光眼的健康宣教有如下几方面。

（1）用药指导：①遵医嘱用药，两种以上滴眼液要交替使用，每次间隔15～20min以上；②滴阿托品、匹罗卡品、噻吗心胺滴眼液后应压迫泪囊区2～3min，使用噻吗心胺滴眼液要注意脉搏变化，心率60次/min以下要就诊，必要时停用；③注意全身表现，如多次滴缩瞳药后出现眩晕、气喘、脉快、流涎、多汗等中毒症状，要注意保暖，及时擦汗、更衣，防止受凉，可饮适量热开水，症状未能缓解应及时就诊；④应妥善保存眼药，滴眼液、眼药膏应放于阴凉干燥避光处。

（2）饮食指导：宜进食富含维生素、低脂的食物，多吃鱼、蔬菜、水果，避免食用太多动物脂肪，忌暴饮暴食，保持大便通畅。忌吃刺激性食物，如辛辣、油炸、浓茶、咖啡、酒，避免吸烟。避免在短期内喝大量的液体，一次饮水量不宜超过300mL，以免眼压升高，青光眼患者应喝适量的水，在一天内分散饮用。

（3）运动与休息：生活有规律，劳逸结合，避免过度疲劳，保证充足的睡眠，以及适当的体育锻炼。

（4）心理卫生：学会自我控制情绪，保持心情舒畅，避免在压力较大的工作环境中工作，因为严重的心理压力会增加眼压。

（5）娱乐：避免长时间看电视、电影，避免长时间低头，不要在暗室逗留，以免眼压升高。

（6）衣领勿过紧、过高，睡眠时枕头宜垫高，以防因头部充血后，导致眼压升高。

（7）当发现有虹视现象，视力模糊，休息后虽有好转，也应到医院早日就诊，不宜拖延，如有头痛、眼痛、恶心、呕吐，可能为眼压升高，应及时到医院检查治疗。

（8）定期随访：青光眼患者一定要进行随访，目的是定期监测眼压、视乳头损害和视功能损害的变化，并做相应处理。

7. 什么是原发闭角型青光眼？

原发闭角性青光眼是因原先就存在的异常虹膜构型而发生的前房角被周边虹膜组织机械阻塞，导致房水流出受阻，造成眼压升高的一类青光眼。

8. 急性闭角型青光眼分为哪几期？

急性闭角型青光眼分：临床前期；前驱期；急性发作期；间歇期；慢性期；绝对期。

9. 急性闭角型青光眼的治疗原则是什么？

（1）联合用药（高渗剂、碳酸酐酶抑制剂、缩瞳剂），及时降眼压。待眼压降至正常后，可用前房角镜检查法和眼压描记法来评估房水流出系统的情况，可行UBM检测技术观察虹膜及房角情况，决定手术的方式。

（2）未经有效的药物治疗前，高眼压状态下切勿匆忙进行手术，否则手术易预后不良。

10. 急性闭角型青光眼患者的心理护理要点有哪些？

青光眼患者一般性情急躁易怒，对环境的变化敏感，应耐心向患者解释，态度和蔼，举止文明礼貌，并向患者解释青光眼急性发作与情绪有密切关系。要求患者保持良好的心理状态，心情舒畅，生活规律。患者常有恐惧顾虑的心理，担心眼压不能控制，视力继续下降，过强过激的情绪刺激可引起交感神经兴奋及肾上腺素分泌增多，致瞳孔散大，加重闭角型青光眼患者的瞳孔阻滞，使眼压升高，病情加重。应根据患者的性格、文化程度、心理素质和接受能力的不同，灵活地进行宣教，告诉患者避免高眼压对视功能的进一步损害，解除恐惧紧张心理，使其身心达到最佳状态，积极配合治疗。

11. 什么是高眼压症？

高眼压症是指眼压超出正常范围，但视乳头和视野正常，前房角开放的一种独特的临床状况。

12. 什么是继发性青光眼？

继发性青光眼是以眼压升高为特征的眼部综合征群，其病理生理是某些眼部或全身疾病，或某些药物的不合理应用，干扰了正常的房水循环，或阻碍了房水外流，或增加房水生成。根据高眼压状态下房角的开放或关闭，继发性青光眼也可分为开角型和闭角型两类。

13. 继发性青光眼有哪些？

继发性青光眼有：①继发于角膜病；②继发于虹膜睫状体炎；③继发于晶状体改变；④外伤性青光眼；⑤继发于血液异常、眼内出血和血管疾患；⑥继发于眼部退行性变；⑦继发于眼内肿瘤；⑧医源性青光眼；⑨继发于视网膜脱离。

14. 青光眼的药物治疗护理措施有哪些？

（1）急性闭角型青光眼急性发作时，持续频繁滴用缩瞳剂，这对于年老体弱、恶心呕吐、进食量少的患者容易出现眩晕、脉快、气喘、流涎、多汗等中毒症状，此时应及时擦汗更衣，保暖，防止受凉并报告医生，滴用缩瞳药后要压迫泪囊区2～3min。

（2）使用碳酸酐酶抑制剂时要少量多次饮水，避免尿道结石形成，密切观察药物副作用，如知觉异常、四肢颜面口唇麻木、有针刺感、血尿、小便困难、腹痛、肾区疼痛，一旦发现结石症状要立即停药，肾功能不全者慎用。

（3）快速静脉滴注20%甘露醇250mL，30～40min内滴完，每分钟120滴左右，对年老体弱或有心血管系统疾病的患者要注意观察呼吸、脉搏的变化，以防发生意外。糖尿病患者、心肾功能不全者慎用。甘露醇点滴完要平卧，防止用药后突然起立引起体位性低血压。

（4）使用β受体阻断剂如噻吗心安，要观察患者的心率、脉率及呼吸。对于心率＜60次/min者，要报告医生停药。因为β受体阻断剂可引起支气管平滑肌和心肌的兴奋性增高，患者慢性支气管哮喘、窦性心动过缓、右心室衰竭继发肺性高血压、充血性心力衰竭及有心脏病史者禁用。

15．药物降眼压的机制有哪些？

（1）胆碱能药物（缩瞳剂）：毛果芸香碱为常用的短效药，对开角型青光眼的降压机制是通过刺激睫状肌，牵引巩膜突，使小梁网的间隙加大而增加房水排出。

（2）β受体阻断剂：其降压机制主要是减少房水生成，其作用时间较长，包括非选择性β受体阻断剂和选择性β受体阻断剂。

（3）肾上腺素能神经药物：此类药可同时兴奋α受体及β受体，增加房水排出。

（4）碳酸酐酶抑制剂：主要通过抑制碳酸酐酶而减少房水生成。

（5）前列腺素衍生物：主要通过促进房水从葡萄膜巩膜途径外流而降低眼压。

（6）高渗脱水剂：全身应用后可使血液的渗透压升高，而眼内相对处于低渗透压状态，水从低渗透压处向高渗透压处扩散，使两者达到平衡，眼内水流出增多，使眼压下降。

16．抗青光眼手术的手术方式有哪些？

（1）解除瞳孔阻滞的方式：周边虹膜切除术、扇形虹膜切除术、晶状体摘除术和激光虹膜切开术。

（2）解除小梁网阻塞的方式：房角切开术、小梁切开术、氩激光小梁成形术。

（3）建立房水外流通道的方式（滤过性手术）：小梁切除术、巩膜瓣下巩膜咬切术、虹膜嵌钝术、非穿透性小梁手术、激光巩膜造瘘术、房水引流装置植入术。

（4）减少房水生成的方式：睫状体冷凝术、睫状体透热术、睫状体光凝术。

17. 青光眼患者术前的护理诊断有哪些？

（1）急性疼痛：与眼压升高有关。

（2）感知紊乱，视力障碍：与眼压升高致角膜水肿、视神经损害有关。

（3）知识缺乏：缺乏青光眼的防治知识。

（4）焦虑：对青光眼的预后缺乏信心，担心失明。

（5）有外伤的危险：与视野缺损、视力下降或绝对期青光眼视力完全丧失有关。

18. 如何进行抗青光眼术后的健康宣教？

（1）心理指导：学会自我控制情绪，保持心情舒畅，避免在压力较大的工作环境中工作，因为严重的心理压力会升高眼压。

（2）饮食指导：宜进食富含维生素、低脂的食物，多吃鱼、蔬菜、水果，避免进食太多的动物性脂肪，忌暴饮暴食，保持大便通畅。忌吃刺激性食物，如辛辣食品、油炸食品、浓茶、咖啡、酒，避免吸烟。避免在短期内喝大量的液体，一次饮水量不宜超过300mL，以免眼压升高。但青光眼患者应喝适量的水，应在一天内分散饮用。

（3）活动与休息：术后当天多卧床休息，可坐起进食和自行如厕。术后第一天即可下床步行，不需过分限制患者的活动和强调卧床休息。对前房出血者应采取半坐卧位休息或高枕体位。小梁切除术后当日采取半坐卧位或侧卧位。对于术后早期眼压≤5mmHg的患者，应限制其活动并避免咳嗽和擤鼻等动作。

（4）用药指导：遵医嘱用药，两种以上滴眼液要交替使用，每次间隔15～20min以上。滴阿托品、匹罗卡品、噻吗心胺滴眼液后应压迫泪囊区2～3min；使用噻吗心胺滴眼液要注意脉搏变化，心率60次/min以下要就诊，必要时停用。

（5）注意全身表现，如多次滴缩瞳药后出现眩晕、气喘、脉快、流涎、多汗等中毒症状，要注意保暖，及时擦汗、更衣，防止受凉，可饮适量热开水，症状未能缓解应及时就诊。

（6）应妥善保存眼药，滴眼液、眼药膏应放于阴凉干燥避光处。

（7）定期随访：目的是定期监测眼压、视乳头损害和视功能损害的变化，做相应的处理。滤过性手术后早期（3个月内）应严密观察滤过泡和眼压的变化，如果术后眼压升高或滤过泡有瘢痕化的趋势，即应加强滤过泡的按摩和球结膜下注射抗代谢药以防止滤过泡瘢痕化。

19. 日常生活中如预防眼压升高？

（1）生活中应避免短时间内大量饮水，推荐一次饮水不要超过300mL，应该少量多次饮水。宜进食富含维生素、低脂的食物，多吃鱼、蔬菜、水果，避免进食太多的动物性脂肪，忌暴饮暴食，保持大便通畅。忌吃刺激性食物，如辛辣食品、油炸食品、浓茶、咖啡、酒，避免吸烟。

（2）避免治疗中静脉补液过多、过快，来自静脉系统的压力增加，势必影响房水汇入这些静脉。

（3）生活要有规律，避免过度疲劳，保持心情舒畅及足够的睡眠。

（4）避免长时间看电视、电影，避免长时间低头，不要在暗室逗留，以免眼压升高。

（5）衣领勿过紧、过高，睡眠时枕头宜垫高，以防因头部充血后，导致眼压升高。

（6）识别急性发作的征象，及时就诊，如头痛、眼痛、恶心呕吐等。

20. 抗青光眼滤过术后眼球按摩的护理措施是什么？

（1）术眼的观察：主要观察眼压、前房的变化，以及滤过泡的形态和功能。

（2）眼球按摩的时间：术后只要前房稳定、伤口无渗漏、眼压高至15mmHg以上，即可开始按摩。刚开始由医生按摩，3天后患者可尝试自己按摩，按摩的次数和强度依据眼压高低灵活掌握。

（3）指导患者自己或家属掌握按摩的方法。

（陈 丽 叶慧群）

第九章

葡萄膜炎护理

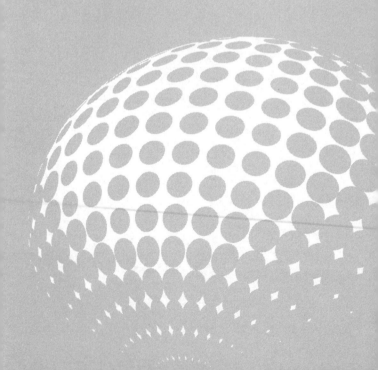

1．什么是葡萄膜炎？

葡萄膜炎是一种常见的致盲眼病，主要累及葡萄膜、视网膜、视网膜血管和玻璃体的炎症性疾病。

2．葡萄膜炎分为哪几类？

（1）根据炎症的发病部位可分为：①前葡萄膜炎；②中间葡萄膜炎（周边葡萄膜炎或睫状体平部炎）；③后葡萄膜炎。

（2）根据临床特点可分为：①化脓性葡萄膜炎；②非化脓性葡萄膜炎。

（3）根据临床病理特点可分为：①肉芽肿性葡萄膜炎；②非肉芽肿性葡萄炎。

（4）根据病因可分为：①内因性；②外因性；③继发性（或分为：①感染性；②非感染性）。

3．前葡萄膜炎有哪几种类型？其临床特点是什么？

前葡萄膜炎包括虹膜炎、虹膜睫状体炎和前部睫状体炎三种类型，可伴有强直性脊柱炎、牛皮癣、炎症性肠道疾病、结核、Lyme病等全身性疾病。

急性前葡萄膜炎出现眼疼痛、眼红、畏光和不同程度视力下降；慢性前葡萄膜炎分为加重期和缓解期，没有或很少有急性症状。其主要体征包括睫状充血、前房有细胞或纤维蛋白渗出、角膜后沉着物（KP）、虹膜充血、纹理不清、色暗或结节形成及巩膜压痛等。

4．什么是角膜后沉着物？

角膜后沉着物是房水中的炎症细胞、渗出物等沉积或黏附于角膜内皮的表现，此时因受炎症侵蚀，角膜内皮变得粗糙，容易积聚沉积物。由于炎症的程度及沉积物的成分不同，KP的形态和色调也有不同，一般可分为尘状、细点状和羊脂状3种类型，多沉着于角膜下方。

5. 什么是虹膜后粘连?

慢性炎症时由于炎症渗出使虹膜与晶状体发生粘连,称为虹膜后粘连。

6. 什么是前房积脓?

急性炎症时房水闪辉明显,严重者可出现纤维素性及脓性渗出物,因重力关系这些渗出物沉积在前房下部,显示一液平面而形成前房积脓。

7. 前房积脓进行前房冲洗术后的护理要点有哪些?

(1) 患者回病房后卧床休息。
(2) 给予半流质或易消化的饮食,忌咀嚼硬的食物。
(3) 定时巡视患者,注意敷料、眼罩有无松脱移位、伤口有无渗血等,并及时给予处理。
(4) 3天未解大便者,遵医嘱服用缓泻剂,保持大便通畅。
(5) 全身麻醉患者遵医嘱按全麻术后护理。
(6) 严密观察病情,如有特殊情况立即通知医师。

8. 什么是虹膜膨隆?

虹膜膨隆是指全部虹膜向前膨隆。

9. 前葡萄膜炎的并发症有哪些?

前葡萄膜炎并发症是葡萄膜炎致盲的原因,包括角膜浑浊、虹膜前后粘连、并发性白内障、继发性青光眼、虹膜萎缩等。

10. 急性前葡萄膜炎的治疗原则是什么?

(1) 使用散瞳和睫状肌麻痹剂,散瞳作用可解除瞳孔括约肌和睫状肌痉挛,也可减少睫状肌对睫状血管的压迫,改善局部血循环,并减低血管通透性,减少渗出物;使瞳孔开大,防止虹膜后粘连。

（2）使用甾体和非甾体抗感染药物抗感染，以防止眼组织破坏和并发症的发生。由于前葡萄膜炎绝大多数为非感染因素所致，因此一般不需用抗生素治疗，对高度怀疑或确诊为病原体感染所致者，则应给予相应抗感染治疗。对非感染因素所致的葡萄膜炎，由于局部用药在眼前段能够达到有效浓度，所以一般不需要全身用药治疗。

11．什么是交感性眼炎？其护理预防措施是什么？

交感性眼炎是指发生于一眼穿通伤或内眼术后的双眼发生的非感染性肉芽肿性葡萄膜炎，受伤眼称为诱发眼，另一眼则称为交感眼。

预防措施：眼球穿通伤后，应尽快取出异物，除破损处无法恢复外，都应清创缝合，彻底剪除嵌顿的色素膜及晶体囊膜等。注意观察刺激眼局部变化，发现有炎症持续不愈或加重情况应提高警惕，及早诊治。

12．交感性眼炎患者的心理护理有哪些？

对有穿孔性眼外伤或内眼手术史的患者要详细介绍患眼的存在对健眼的影响，提高患者对疾病的认识，以免发生交感性眼炎。已发生交感性眼炎者常因担心双目失明而紧张、焦虑，必须给予护理上的安慰。要使患者了解交感性眼炎早期治疗一般预后良好，使患者解除顾虑，配合治疗。

13．什么是Vogt-小柳原田综合征？

Vogt-小柳原田综合征又名特发性葡萄膜大脑炎，其特征是双眼患肉芽肿性全葡萄膜炎，并伴有全身性的脑膜刺激征、听力障碍、白癜风、毛发变白或脱落等症状。此综合征发病原因不明，可能为病毒感染或自身免疫反应所致。

14．葡萄膜炎治疗的护理要点有哪些？

（1）用药护理：①睫状肌麻痹和散瞳剂，其作用原理是预防虹膜后粘连和解除睫状肌痉挛，减轻疼痛。根据医嘱选用阿托品、去氧肾上腺素、新福林、后马托品、氢溴酸东莨菪碱滴眼液或混合散瞳剂、阿托品＋肾上腺素＋可卡因等。使用时要注意药物浓度，滴用后按压泪囊区3～5min，观察药物副作用。如出现口干、心跳加快、面色潮红、烦躁不安、胡言乱语等症状要立即停药，同时通知医师，让患者卧床，多饮水，静脉补液。心脏病患者要特别观察病情变化。②糖皮质激素滴眼液，常用的有1%、0.5%、0.25%的醋酸泼尼松龙，及0.5%氟米龙或氟美瞳。注意观察角膜上皮情况，如出现上皮损伤，则易引发感染。根据炎症严重程度选择眼药浓度及频率，严重者15min一次，以后改为1h、2h一次，炎症控制后逐渐减量和减频率。③糖皮质激素结膜下注射或全身给药，对于很严重的患者，为了使房水中药物达到一定浓度，进行糖皮质激素结膜下注射，但一般不要重复注射。特殊情况根据医嘱短时间给予泼尼松口服。④非甾体类抗炎药，因阻断前列腺素、白三烯等代谢产物而发挥抗感染作用。常用吲哚美辛、双氯芬酸钠滴眼液，应注意药物反应。

（2）热敷指导：局部热敷能扩张血管促进血液循环，消除毒素和炎症产物，从而减轻炎症反应，并有止痛作用。

（3）心理护理：此类患者病情常有反复，患者情绪波动较大，应多关心体贴患者，多给予鼓励，使患者树立信心，并多与患者交流沟通，介绍成功病例以增加患者战胜疾病的信心。

（4）加强宣教：告诉患者按时定量服用药的重要性，避免随意停用或加减药物，并向其详细介绍药物的毒副作用。如有不适，应及时报告。

15. 激素治疗葡萄膜炎时要注意哪些问题？

激素类药物通常都有一些副作用，因此用激素类药物治疗葡萄膜炎时应注意以下几个方面。

（1）定期检查血压、尿糖和体重，因长期应用激素可引起水、盐、糖、蛋白质代谢紊乱，导致浮肿、高血压、糖尿病等。长期用药除采用每日或隔日服药以外，同时应采用低盐、高蛋白饮食，减少碳水化合物，必要时分别加用抗高血压、抗糖尿病药治疗，并定期测量血压、尿糖和体重，注意防止电解质紊乱，尤其是发生低血钾时。长期使用者应口服氯化钾，每次1g，每日3次，或10%枸橼酸钾10mL，每日3次。

（2）注意患者的精神状态，因激素可诱发精神症状，常引起失眠、精神紊乱，对于症状轻的患者可减少皮质激素的用量，并给镇静剂，严重者停药。

（3）注意防止消化道溃疡，激素可诱发或加剧胃溃疡出血，所以消化道溃疡者禁用皮质激素，为防止溃疡病，应服用制酸剂。

（4）防止感染，要注意有无潜在病灶，并可适当配合应用抗生素，但应当注意长期大量使用广谱抗生素，易导致严重的真菌感染。

（5）对长期用药的患者特别是老年人，要防止骨质疏松，应补充钙盐和维生素D，以免引起病理性骨折。

（6）防止肾上腺皮质功能减退，需要长期用药者，应当尽量减少其维持量或采取隔日给药的方法，以免引起青光眼和白内障。

（7）有以下疾患者禁用或慎用：严重高血压、动脉硬化、结核、糖尿病、消化道溃疡、心肌梗死、严重精神病、子痫、骨质疏松、真菌感染及妊娠初期等。

16. 葡萄膜炎的护理诊断有哪些？

（1）疼痛：与睫状神经末梢受到毒素刺激，引起睫状肌痉挛有关。

（2）感知改变，视力下降：与房水浑浊、角膜后KP、继发性青光眼、并发性白内障有关。

（3）焦虑、悲观：与视力下降、疾病反复发作及对预后的担心有关。

（4）知识缺乏：缺乏该病的防治知识。

（5）潜在并发症：眼压升高、晶状体浑浊、感染等，与疾病反复发作或糖皮质激素药物的副作用有关。

17．如何有效地进行葡萄膜炎的健康宣教？

（1）注意劳逸结合、生活有规律，积极参加体育锻炼，增强体质，注意防寒保暖，防湿避风，特别是在天气骤变或季节交替时更应该格外注意预防感冒，减少葡萄膜炎复发。

（2）保持情绪稳定、心情舒畅。树立战胜疾病的信心，积极配合治疗，促进疾病的康复。

（3）饮食宜营养丰富、低脂、低胆固醇，多吃新鲜水果、蔬菜等富含维生素食物，少吃海鲜等高蛋白食物。少吃煎、炸、辛、辣等食物，不吸烟、不喝酒。

（4）出院后按医嘱坚持用药，应用糖皮质激素治疗的患者，不能自行突然停药，应按医嘱逐渐减量，以防病情"反跳"。如有眼部不适或全身情况要及时到当地医疗机构就诊，以免延误病情。

18．葡萄膜炎患者的心理护理要点有哪些？

葡萄膜炎患者病情常反复，严重影响视力，影响患者的工作、学习和生活，因此患者常焦虑不安，情绪波动大，心理负担较重。应多关心体贴患者，多给予鼓励，使患者树立信心，并多与患者交流沟通，介绍成功病例，以增加患者战胜疾病的信心，解除患者的焦虑心理，使其配合治疗。

（叶慧群　植凤英）

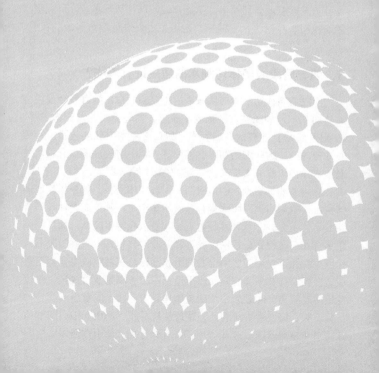

第十章

玻璃体及视网膜病护理

1. 什么是玻璃体液化？什么是飞蚊症？

玻璃体的基本病理变化是凝胶状态破坏，变成液体，称为玻璃体液化。飞蚊症是指眼前有飘动的小黑影，尤其看白色明亮的背景时症状更加明显，还可能伴有闪光感。

2. 玻璃体积血的病因有哪些？其治疗原则是什么？

玻璃体积血的病因：①糖尿病视网膜病变；②视网膜裂孔和视网膜脱离；③视网膜血管性疾患伴缺血性改变；④眼外伤；⑤其他眼底病。

治疗原则：①少量积血早期可保守治疗，少量或中等量积血可自行吸收，药物治疗包括碘制剂、中药等。②大量积血如不吸收可考虑行玻璃体切除术。不适合做玻璃体切割术者，可做睫状体或视网膜冷凝术，它能在一定程度上促进玻璃体血液的吸收，起到控制病情的作用。

3. 前、后段玻璃体切割术的适应证有哪些？

前段玻璃体切割术的适应证：①复杂性白内障可联合前段玻璃体切割术，如晶状体脱位或半脱位、葡萄膜炎并发白内障等。②眼前段修复性玻璃体切割术，如白内障术中玻璃体脱出、后发性白内障、瞳孔膜闭和瞳孔移位等。③眼前段玻璃体异物，玻璃体内异物、脱位人工晶状体等。④恶性青光眼。

后段玻璃体切割术的适应证：①玻璃体出血，如外伤性玻璃体积血、糖尿病视网膜病变合并玻璃体积血、其他血管性疾病合并玻璃体积血。②感染性眼内炎。③复杂视网膜脱离，如视网膜脱离合并黄斑裂孔、视网膜脱离合并玻璃体积血、视网膜脱离合并巨大裂孔、视网膜脱离合并视网膜嵌顿、视网膜脱离合并严重增殖性玻璃体视网膜病变、渗出性视网膜脱离累及黄斑区、牵拉性视网膜脱离。④眼外伤，如玻璃体腔内异物。⑤黄斑疾病，如黄斑前膜、特发性黄斑裂孔、黄斑部视网膜下出血和中心凹下的脉络膜新生血管膜、玻璃体黄斑牵引综合征、牵引性糖尿病性黄斑水肿、黄斑囊样水肿。⑥玻璃体内肿瘤或寄生虫。

4. 玻璃体切割术后的护理诊断有哪些?

（1）感知改变：与视力下降有关。

（2）自理缺陷：执行治疗性体位时，活动限制。

（3）焦虑：担心预后情况。

（4）知识缺乏：缺乏对疾病及手术的相关知识。

（5）潜在并发症：牵拉性视网膜脱离、继发性青光眼、并发性白内障等。

5. 玻璃体切割术后的护理要点有哪些?

（1）术后指导及督促患者术后体位情况：体位的控制十分重要，凡术中注油或注气者，术后应使视网膜裂孔处于最高位。如上方裂孔则取坐位或半坐卧位，后极部裂孔取面部朝下的头低位或俯卧位，两侧裂孔取侧卧位，以便注入的气体上浮顶住裂孔。

（2）观察患者术眼情况：伤口有无渗血、渗液，敷料有无松脱。评估患者术眼疼痛情况，及时遵医嘱给药。

（3）注意患者有无头痛、眼痛、恶心呕吐、眼压升高的症状，如有，应报告医生给予处理。

（4）注意用眼卫生，短期内减少用眼，防止碰撞眼部，禁止用手揉眼。

（5）遵医嘱按时用药。

6. 如何指导及宣教玻璃体切割术后的治疗性体位?

（1）向患者讲明手术后保持正确体位的目的和临床意义，让患者充分了解保持体位的重要性，并及时解决因体位带来的不适。术后 24 h 内是卧位的关键时间，也是患者最痛苦的时间，可在保持俯卧位头部不动的情况下轻轻活动四肢。俯卧位时可垫高胸部和前额部，使口鼻悬空，以利于患者呼吸；身体瘦弱的老人可同时垫高双肩关节内侧及双侧额前上棘约10 cm，避免胸腹受压，以免影响呼吸、心率、消化功能及压疮的发生。术后第2

天起可嘱患者在进餐时采用坐起头低位，患者坐在凳子上，头放床沿，额部垫1个枕头或双手垫于额下。此体位姿式过久颈部有酸痛感，可适当给予患者颈部按摩，保证治疗顺利进行。

（2）为缓解长期面向下体位导致的疲劳，应指导患者定时变换体位，轮流保持俯卧面向下坐位和面向下步行位，原则上应2 h变换1次，2 h以上则易发生压疮。可采用井式头架位、俯卧位、低头坐位、夜间向健侧眼侧卧脸朝下位等4种体位交替进行，辅以额、颌、肩、胸、腰垫，使患者能较舒适、长时间地保持头低位，尽量减少原单一俯卧位引起的不适，由原单一俯卧位的每天1 h左右延长至每天8～16 h。

7. 视网膜病变的临床特点有哪些？

（1）视网膜血管管径变细或扩张，血管弯曲度改变，血管闭塞，侧支或新生血管形成。

（2）视网膜出血、渗出、水肿。

（3）视网膜本身组织的改变，如色素沉着、色素减少、膜形成、破孔形成。

8. 什么是视网膜动脉阻塞？其病因有哪些？

视网膜动脉阻塞是指从颈总动脉到视网膜内小动脉的任何部位阻塞，引起相应的视网膜缺血、缺氧、水肿、变性、坏死甚至萎缩，从而使视力遭到严重破坏。

常见病因有：①血管因素，如各种原因导致的动脉硬化、血管痉挛、血管内膜炎等；②血液因素，血液流变指标改变，黏滞度增加，容易形成血栓；③栓子，远处病变栓子脱落，可随血流滞留于视网膜中央血管。

9. 视网膜中央动脉阻塞的治疗护理原则是什么？

（1）尽早诊断，立即抢救。及时应用扩血管药物，如舌下含服硝酸甘油，球后注射妥拉苏林12.5～25mg，以扩张视网膜动脉及解除痉挛。

（2）运用改善血液流变学的药，如静脉滴注抗凝剂或溶血栓药。

（3）给氧或高压氧仓治疗。

（4）中药治疗。

（5）治疗原发病。

10. 如何进行视网膜中央动脉阻塞患者的心理护理?

视网膜中央动脉阻塞使患者产生不同程度的恐惧、紧张心理。在紧急抢救的同时，要保持镇静，动作要轻，保持周围环境安静，让患者有安全感，对医护人员有信任感，并向患者及家属讲解本病的病因、特点、治疗方法、目的、预后以及如何配合治疗，鼓励患者树立信心，使其配合医护人员做好各项急救治疗及护理工作。

11. 糖尿病性视网膜病变的临床分期分为哪几期?

（1）单纯型Ⅰ期：有微动脉瘤或并有小出血点。

（2）Ⅱ期：有黄白色"硬性渗出"或并有出血斑。

（3）Ⅲ期：有白色"软性渗出"或并有出血斑。

（4）增生型Ⅳ期：眼底有新生血管或并有玻璃体出血。

（5）Ⅴ期：眼底有新生血管和纤维增生。

（6）Ⅵ期：眼底有新生血管和纤维增生，并发牵拉性视网膜脱离。

12. 黄斑疾病包括哪几种?

（1）获得性黄斑病：如老年黄斑变性、黄斑裂孔、黄斑前膜、脉络膜新生血管、中心性浆液性脉络膜视网膜病变。

（2）血管性及血液性黄斑病变：如糖尿病视网膜病变、高血压视网膜病变、视网膜动脉阻塞、视网膜静脉阻塞等类型。

（3）炎症性黄斑病变：如弓浆虫性脉络膜视网膜病变、急性视网膜坏死、艾滋病、类肉瘤病、获得性梅毒等黄斑病的类型。

（4）遗传性及先天性黄斑病变：如视网膜色素变性、视锥细胞营养不良、视网膜劈裂、卵黄样黄斑营养不良、无脉络膜症、中心性晕轮样脉络膜萎缩、回旋状脉络膜视网膜萎缩等也属于黄斑病的类型。

13. 什么是视网膜脱离？其如何分类，有何临床特点？

视网膜脱离是指视网膜神经感觉层与视网膜色素上皮之间的分离。

视网膜脱离按原因分为孔源性、渗出性、牵拉性、外伤性四类。

视网膜脱离的临床特点如下。

（1）飞蚊与闪光：出现最早。实际上是玻璃体后脱离的症状。中老年人特别是高度近视眼患者，突然出现大量飞蚊、某一方位持续闪光时，应警惕视网膜脱离的可能。

（2）中心视力下降：周边部初脱时，对中心视力无影响或影响甚小。如出现后极部视网膜脱离，中心视力急剧下降。

（3）视物变形：当周边部视网膜脱离波及后极或后极部发生浅脱离时，除中心视力下降外，尚有视物模糊、变形。

（4）视野缺损：视网膜脱离时，部分敏感患者可发觉某一象限视野缺损。

14. 视网膜脱离的手术方式有哪几种？

（1）巩膜环扎术或巩膜外加压。

（2）玻璃体切割及视网膜复位联合手术。

15. 视网膜脱离复位术后的护理要点有哪些？

（1）观察患者术眼情况：伤口有无渗血、渗液，敷料有无松脱。评估患者术眼疼痛情况，及时遵医嘱给药。

（2）注意患者有无头痛、眼痛、恶心呕吐、眼压升高等症状，如有，应及时报告医生并给予处理。

（3）指导及督促患者术后保持治疗性体位。

（4）注意用眼卫生，短期内减少用眼，防止碰撞眼部，禁止用手揉眼。

（5）饮食护理：高热量、高蛋白、高维生素、含纤维丰富的饮食，以促进伤口愈合和视网膜功能的恢复。

（6）心理护理：告诉患者视力恢复需要一定的过程。

16. 视网膜脱离术后的护理诊断有哪些?

（1）感知改变：与视力下降有关。

（2）自理缺陷：执行治疗性体位时，活动限制。

（3）焦虑：担心预后情况。

（4）知识缺乏：缺乏对疾病及手术的相关知识。

（5）潜在并发症：继发性青光眼、并发性白内障等。

（6）疼痛：与手术方式、术后眼压、术后体位有直接关系。

17. 如何进行视网膜脱离术后的健康宣教?

（1）体位：对上方裂孔、玻璃体腔内注入气体者，应取坐位或半坐卧位，夜晚睡觉床头要垫高。对后极部巨大裂孔、黄斑裂孔或复杂的牵引性视网膜脱离、术中行完全性气-液交换者，术后应取俯卧位或低头位，以保证气泡顶压在后极部视网膜下。

（2）手术当天应卧床休息，不要用力挤眼，避免头部用力及碰伤，术后如有头疼、伤口痛等不适时，可按铃告知护士以便及时处理。

（3）术后2天进食半流质食物如粥、汤面。以后无特殊情况可进食普通食物，以高热量、高蛋白、高维生素、含纤维丰富、易消化、不难嚼饮食为宜。

（4）保持大便通畅，有便秘、咳嗽症状要及时告知医生护士，以便及时处理，以免影响创口愈合。

（5）保持术眼敷料清洁，如有松脱及时告知护士更换，以防伤口感染。

（6）忌吸烟、饮酒，少吃或不吃刺激性食物（如生葱、辣椒等）。

18. 视网膜母细胞瘤的临床分期有哪些？

（1）眼内生长期：黑蒙性猫眼，常因视力障碍而出现瞳孔散大、白瞳症或斜视被发现。

（2）青光眼期：眼内肿瘤继续增大，导致眼压升高，引起眼胀、头痛等。

（3）眼外扩展期：眼球突出或眼球表面肿块。

（4）全身转移：瘤细胞可经血管或淋巴管向全身转移。

19. 视网膜母细胞瘤的治疗原则是什么？

（1）手术：眼球摘除，眼眶内容物剜除。

（2）化学疗法。

（3）局部治疗：激光光凝、光动力治疗和冷冻疗法。

（4）外照射放射治疗。

（5）基因治疗。

（6）免疫治疗。

20. 视网膜母细胞瘤的护理要点有哪些？

（1）术前准备：让患者进食高蛋白、高热量、高维生素易消化食物；指导患者注意添减衣服，避免感冒。告知患者术前1天做好全身清洁，手术当日换清洁病员服，如为全身麻醉手术，术前须禁饮禁食8h，并要向患者讲解术前禁饮食的重要性，以取得患者的配合。

（2）饮食指导：患者术后应进食高蛋白、高脂肪、高维生素易消化食物，以增强免疫力，促进伤口愈合。多食蔬菜、水果、粗纤维食物，以保持大便通畅，防止术后便秘。

（3）术眼观察及护理：术后术眼绷带包扎48～72h，观察术眼敷料是否固定，有无渗出，检查绷带包扎松紧是否适度。术后3～5天拆开敷料，白天滴用抗生素眼药水，每日4次，睡前涂抗生素眼膏。指导患者保护好术眼，避免抓碰伤术眼；保持颜面部及双手清洁，防止感染。

（4）出院指导：①指导患者遵医用药，讲解出院带药的作用、用法，教会正确的滴眼药方法。②注意术眼安全，避免发生意外伤害。保持术眼及眼面部的清洁。③强调复查的重要性，指导患者定期门诊复查。出院后2周回院复诊，以后1～2个月复诊1次，再以后6～12个月复诊1次。指导患者到肿瘤科继续进行放射治疗，降低疾病的复发。④不仅要指导患者做好患眼的治疗和护理，还要指导患者做好对侧健眼的监测。每年对双眼进行定期检查，如果发现健眼突然视力下降，应及时到医院就诊。

21. 眼底荧光血管造影的护理注意事项有哪些？

（1）造影前准备：造影前询问患者有无过敏史，对高血压、心脏疾患、肝肾功能损害者应慎重，必要时全面检查，以防发生意外。患眼滴复方托品酰胺眼液5～6次，待瞳孔扩至7～8mm才能达到摄片的要求，以防漏拍眼底病变区域。造影室内备抢救药品及器材，以保证医疗安全。

（2）注射液的配制：1mL注射器取荧光素钠原液0.1mL，加入3mL生理盐水稀释后皮试用。5mL注射器抽取荧光素钠原液造影用。5mL注射器抽取生理盐水3mL冲管。抽好药后做标记，按顺序摆放于无菌盘内备用。眼底荧光血管造影在暗室内进行，患者易产生紧张、恐惧心理。故在检查前护士应将造影的注意事项向患者解释清楚，以取得患者的合作。

（3）造影中的配合：造影时嘱患者眼睛睁大，少眨眼，非检查眼注视红色指示灯，以固定眼球，勿讲话，以防唾沫飞溅镜头。患者头部固定在支架上，自然舒适地保持一定姿势15min左右，待医生将镜头对准瞳孔后，再进行静脉穿刺。选择前臂正中静脉或贵要静脉穿刺，先缓慢慢静推荧光素钠稀释液，待10min、15min后如无反应，调换荧光素钠原液的注射器，在统一口令下快速注入（2～4s）并同时启动计时，约5s后开始拍照，做到推药与计时同步。推药完毕拔针，一手按压针眼，一手按摸患者脉搏，观察脉搏速率、节律、强弱等情况。拍摄过程中，指导患者按要求转动眼球，使病变部位充分暴露，对畏光或眼睑皮肤松驰者，可帮助其固定上、下眼睑。造影完毕后，嘱患者尽可能不要直视强光，并告知出现皮肤、结膜、尿发黄，甚至视物有黄色或粉红色等现象，不要紧张，为荧光素的染料特性所致，通常在24h内可完全排出体外。

22．眼底荧光血管造影后的健康宣教有哪些？

（1）告诉患者滴用散瞳药后出现视物模糊、畏光属正常现象，约4～8h内自行恢复。

（2）静脉推注造影剂后，患者的巩膜、皮肤、小便发黄属正常现象，皮肤、巩膜黄染约12～24h完全消退，小便约48h完全排尽。

（3）造影剂主要通过肾脏排泄由小便排出，故检查前后应多饮水，以加速其排泄。

23．眼底激光治疗的护理要点有哪些？

（1）由于患者对操作方法不了解，对操作者技术不放心，患者常常会产生焦虑、恐惧心理。因此，应运用通俗易懂的语言介绍激光治疗的原理、操作方法及手术的安全性，以解除患者的畏惧心理，缓解其紧张情绪，使之更好地配合术前检查和手术。

（2）由于强光刺激，患者会有不适的感觉，告知患者做短暂闭眼休息后即可缓解，不可揉擦眼睛，以免导致角膜上皮剥脱。

（3）对视网膜新生血管或静脉阻塞患者，告知其保持头向上位，避免剧烈活动、提重物。嘱患者食流质及易消化食物，多食水果及蔬菜，忌烟、酒、辛辣等刺激性食物，保持大便通畅。积极预防感冒，有呼吸道感染时应及时治疗，控制咳嗽、打喷嚏，以免眼压升高引起新生血管或毛细血管破裂。

24．何谓眼底光动力治疗？

眼底光动力疗法是采用静脉给予光敏剂维速达尔，当它循环到眼部，然后再用一种长波长冷激光照射病变部位，选择性破坏新生血管，最终使新生血管封闭的一种方法。

25. 黄斑出血光动力治疗的护理配合要点有哪些？

（1）治疗中要求药物剂量准确（据测得患者的身高、体重计算出体表面积，乘以 $6mg/m^2$ 换算得出），定时、定量、匀速输注，一旦发生药物外渗会导致局部损伤甚至组织坏死。

（2）在暗室或无阳光直射的房间内进行。静脉穿刺要确保一次成功，若药物渗出漏入皮下组织，会产生组织的光敏反应，引起局部损伤，此时应立即停止注射，局部采用加压冷敷，以减少光敏反应发生。

（3）注射过程中嘱患者配合医生固定好头部，固定眼球注视的角度。整个过程中要仔细观察患者有无不良反应。注射完毕48h内应避免接受阳光或强的室内光源的直射，若发生注射局部组织有颜色发黑或变暗的情况时应及时与医生联系。激光治疗结束后，如患者无不良反应发生，需立即戴墨镜，携带手套、宽檐帽、穿长衣长裤，避免皮肤暴露。通过向患者宣教，使患者避免过度紧张，放松心情，保持有助于治疗恢复的心理状态。

（胡小娜 黄东梅）

第十一章

屈光不正及视神经疾病护理

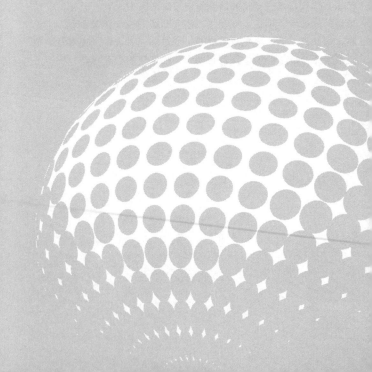

1．什么是屈光？

当光从一种介质进入另一种不同折射率的介质时，光线将在界面发生偏折现象，该现象在眼球光学中称为屈光。光线在界面的偏折程度，可用屈光力的概念来表达，屈光力取决于两介质的折射率和界面的曲率半径。

2．什么是屈光不正？

在眼球处于调节松弛状态下，来自5m外的平行光线，经过眼的屈光系统折射后，不能聚焦在视网膜上者称为屈光不正。屈光不正包括近视、远视和散光。

3．什么是近视？有何临床表现？

近视是眼在调节松弛状态下，平行光线经眼的屈光系统屈折后，所形成的焦点在视网膜之前。临床表现为：①视力障碍，如远视力下降、近视力正常；②视力疲劳；③外隐斜或外斜视，这是由集合功能减弱所致；④眼球可有轻度突出，前房稍深；⑤玻璃体液化、混浊、后脱离；⑥眼底改变；⑦眼轴变长。

4．什么是"假性"近视？

由于睫状肌过度收缩而引起的调节痉挛造成的近视，即调节痉挛性近视，当应用睫状肌麻痹剂后这部分近视即消失。

5．假性近视与真性近视如何鉴别？

（1）真性近视：患者远视力差，近视力好，用睫状肌麻痹剂散瞳验光时，其散瞳后的视力变化不大，用负镜片可矫正视力。这种近视不是因为调节过强引起的，而是因为其他屈光因素引起的。

（2）假性近视：患者远视力低于正常，近视力正常。如用强的睫状肌麻痹剂散瞳，则视力可达正常，检影验光为正视或轻度远视。

6．远视的常见症状是什么？如何进行健康宣教？

常见症状：①视力，远、近视力的好坏与屈光度高低及调节强弱有关。②视力疲劳，是远视眼最主要的症状。③眼位，中、高度远视眼，一般调节过强，相应的集合亦过强，易发生内隐斜或内斜视。④其他，中、高度远视眼，眼轴较短，有的角膜小，前房浅，另外常伴有结膜炎、睑腺炎或睑缘炎。

健康宣教：①防疲劳，避免长时间看书、看电脑引起的视疲劳。②端正坐姿是保护眼睛的第一步，它对于缓解眼睛疲劳起着十分重要的作用。同时，不要长时间持续使用电脑。通常每1小时就需要休息10min，在休息时可进行望远或做眼保健操，观赏绿色植物，这样有利于放松眼部肌肉。眼睛与屏幕之间应保持50cm以上的距离，最好采用下视20°的视角。对文稿录入人员来说，应缩小文稿和电脑显示屏之间的距离，减少眼睛因不停转换观测目标而引起的视疲劳。③多吃新鲜蔬菜和水果，预防角膜干燥、眼干涩、视力下降甚至夜盲症等。④房间要经常通风。安装了空调的房间要注意经常换气，因为大量二氧化碳会使人头昏、头痛。电脑不应面对窗户或背对窗户摆放，周围环境的光线要柔和；电脑显示屏的亮度要调节合适；使用电脑的房间最好装上百叶窗和窗帘。⑤提倡在室内放置一些绿色植物，这样不仅可以保持室温，还可以补充室内氧气。⑥如果出现眼睛不适，且经过长时间休息都不能解除症状者，则需及时到医院检查。

7．近视的健康宣教有哪些？

（1）合理的采光：学习、看书的环境光线要合适，窗外不应有高大的遮挡物，避免直射光和反射眩光。

（2）坐姿要正确，一种坐姿不宜时间太长，易产生疲劳，桌椅的配合要适合人体工程学的要求。

（3）减少一次近距离视物的时间，最好不超过50min，尤其面对电视、电脑，稍微休息5～10min再继续近距离阅读或工作。

（4）提高亮度的对比度，如提高印刷品的明度和字体的黑度，黑板经常保持乌黑。

8. 老视的常见症状是什么？如何进行健康宣教？

临床表现：①视近不能持久；②视近困难；③瞳孔异常；④眼胀。

健康宣教：中老年人要经常服适量的维生素C，以促使晶状体蛋白质代谢的活化。还应多做户外活动。在强烈的阳光下进行户外活动时，应该注意配戴可以过滤紫外线的遮阳镜，以避免过量紫外线照射带来的伤害。对于那些喜欢阅读的中老年人来说，阅读时间不宜持续太久，一般每阅读1h，应该休息20min。这段时间可以做眼睛保健操或者远眺，这样可避免眼睛过度疲劳。一旦发现"花眼"，最为实际有效的方法是验光后配戴"老花镜"。

9. 散瞳验光的患者的注意事项及健康宣教包括哪些？

（1）由于散瞳药水可使瞳孔散大，患者自觉畏光、视近困难均属正常现象。

（2）散瞳药水滴眼后应避免强光刺激，尤其避免强的太阳光刺激，户外活动应戴遮阳帽或太阳镜。

（3）散瞳期间由于视近模糊，对患者要注意看护，以免碰伤。

（4）散瞳后睫状肌麻痹，看近的东西时，不能使用调节，出现视近物模糊的现象。故散瞳期间不要近距离用眼，例如看书、看电视及使用电脑。

（5）用阿托品眼膏散瞳：轻轻扒开患者下眼睑，眼球向上看，将1%阿托品眼膏涂于下睑结膜囊内约米粒大小，压迫内眼角，5～10min后患者可睁开双眼。个别患者用药后数小时会出现口干、面红、发热等药物引起的症状，均为正常反应，患者应多喝水。

（6）极少数患者使用阿托品眼膏散瞳后，如出现明显的颜面潮红、口渴、发热、头痛、恶心、呕吐、便秘、幻视、痉挛、兴奋、眼睑水肿等症状，应考虑为阿托品不良反应，应立即停药或咨询眼科医生。

（7）用阿托品眼膏散瞳后，大约3周瞳孔才能恢复正常，但因个体差异，瞳孔恢复时间也会有所不同，均属正常。

（8）阿托品只供散瞳验光使用，不可自行增加或减少使用次数，不可口服或给他人使用，验光后将剩余眼药丢弃。

（9）如患有严重心脏病及诊断有青光眼的患者，应遵医嘱慎用。有发热、急性结膜炎等疾患时，暂缓使用。

10. 患儿使用阿托品眼药膏散瞳时如何向家长进行健康指导？

（1）涂到眼外皮肤上的药物要及时擦拭干净，避免皮肤吸收。

（2）瞳孔散大后孩子会怕光、看近不清楚，这是正常现象。

（3）散瞳期间要避免强光刺激，尤其是太阳光刺激，应减少户外活动，并戴遮阳帽或太阳镜。

（4）散瞳期间看近不清楚，对小孩要注意看护，以免碰伤。

（5）散瞳期间尽量减少近距离用眼，例如停止看书、写作业。尽量少看电视及使用电脑。

（6）如果药物使用过量孩子会出现明显的脸发红、发热、眼发红、眼皮水肿、口渴、全身发热等情况，这是由阿托品副作用造成的。应给孩子多喝水并密切观察，大部分孩子会在2h内症状减轻或消失，可继续按时用药。如果上述情况没有好转甚至加重，应立即停药或咨询眼科医生。

（7）用药期间给孩子多喝水，并减少户外活动，避免强光。

（8）阿托品药物作用时间相对较长，散瞳停药后，大约3周瞳孔才能恢复正常，但因个体差异，孩子瞳孔恢复时间也会有所不同，均属正常，恢复后不会对眼睛产生任何影响。

11. 屈光不正的配镜原则是什么？

屈光不正的配镜原则是以最大正镜最好矫正视力，一般情况下为1.0。在患者无法适应下，就应该下降度数到患者能适应为止，但不建议矫正视力低于0.8。若患者为内斜或隐内斜，远视度数应足矫，近视度数低矫；若患者为外斜或隐外斜，远视度数应低矫，近视度数足矫。

12. 矫正或治疗屈光不正的方法是什么？

（1）远视治疗：远视眼，如果视力正常，又无自觉症状，不需处理。如果有视力疲劳症状或视力已受影响，应配戴合适的凸透镜片矫正。远视程度较高的，尤其是伴有内斜视的儿童应及早配镜。

（2）近视治疗：轻度和中度近视，可配以适度凹透镜片矫正视力。高度近视还可以通过手术进行治疗。

（3）散光治疗：一般轻度而无症状者可不处理，否则应配柱面透镜片矫正，近视性散光用凹柱镜片，远视性散光用凸柱镜片。

13. 屈光手术有哪几种？

（1）角膜屈光手术：①放射状角膜切开术；②角膜表面镜片术；③角膜基质环植入术；④准分子激光角膜切削术；⑤准分子激光原位角膜磨镶术（LASIK）；⑥准分子激光上皮下原位角膜磨镶术（LASEK）。

（2）眼内屈光手术：①白内障摘除联合人工晶状体植入术；②透明晶状体摘除联合人工晶状体植入术；③有晶状体眼人工晶状体植入术。

（3）巩膜屈光手术：①后巩膜加固术；②巩膜扩张术。

14. 准分子激光角膜屈光手术术前的指导有哪些？

（1）按医嘱滴用术前药，并交待滴眼药水的正确方法。

（2）做固视练习，为术中配合做预备。

（3）术前3日不化眼妆，不用香水，术前晚做个人卫生，注意休息，术日晨适量进餐，家属陪同。

（4）身体有其他不适或手术日程改变请通知医生，女性应避免月经期。

（5）有疑问随时拨打咨询电话。

15．屈光手术后如何护理？

（1）术毕按手术方式加盖眼罩或佩戴角膜接触镜，嘱患者不要用手揉术眼，直至角膜上皮愈合。

（2）手术当日患者可有数小时的眼部疼痛或不适，轻者无需处理，并告知患者轻轻闭眼休息可减轻症状，对疼痛明显可酌情给服止痛药，如术后48h疼痛剧烈，要警惕角膜切口感染的发生。

（3）术后第一天换药，轻轻清洁眼睑周围皮肤，保持眼部清洁。检查裸眼视力。以后复诊时间为术后1周、2周、1个月、3个月、6个月、1年、2年，追踪复查。每次复诊检查远视力、近视力、矫正视力、角膜曲率、角膜地形图等。

（4）指导患者合理用药，术后第三天试用抗生素和皮质类固醇滴眼液，每日滴眼4次，一般用药1～2个月。

16．如何进行屈光不正的护理健康指导？

（1）屈光不正应以预防为主，注意用眼卫生是预防的重要措施。看书写字时姿势要正确，桌椅高度要合适，眼与书本保持1尺的距离。

（2）光线要充足，但也不要过强。在灯光下看书要有灯罩，灯光要照在书上，不要照在脸上或眼睛上，光线应从左前方射来，以免手的阴影妨碍视线。

（3）看书写字时间不宜过长，每隔45～50min就要休息几分钟，闭眼或向远处眺望，或做眼保健操。不要看字迹模糊的书，写字不宜太小，不要用颜色太淡的铅笔写字。

（4）教育和帮助孩子改掉不合理的用眼习惯，如趴在桌上歪头看书写字、躺在床上看书、吃饭时看书、在强光下或在暗淡的灯光下看书等。

（5）定期检查视力，及时发现屈光不正，及时治疗，不使其发展严重。

（6）已发生屈光不正最好的治疗还是配用合适的眼镜。不少家长对戴眼镜有顾虑，怕越戴越厉害。这是一种错误的看法。眼镜的目的是使眼睛不再疲劳，只能减轻屈光不正，不会加重屈光不正。相反，如果不及时配戴眼镜，则会加重眼的疲劳，从而使原有的眼病进一步加重。

（7）配眼镜最好到医院去，需要先散瞳，然后进行正规的验光，这样配出的眼镜才具有治疗作用。

17. 视神经疾病包括哪几种？

视神经疾病包括视神经炎、视乳头水肿、视神经萎缩、缺血性视神经病变、外伤性视神经病变、Leber 遗传性视神经病变、营养不良和中毒性视神经病变、放射性视神经病变、视神经肿瘤和视神经先天性异常。

18. 何谓视神经炎？

视神经炎并非单指视神经的炎症，实际上是指能够阻碍视神经传导功能，引起视功能一系列改变的视神经病变，如炎症、退变及脱髓鞘疾病等。临床上将其分为视神经乳头炎和球后视神经炎。

19. 视神经炎的病因有哪些？

（1）局部炎症：①眼部炎症，如葡萄膜炎、视网膜炎、交感性眼炎等；②鼻腔、鼻窦、眼眶炎症，可直接蔓延，或经血流、淋巴间接蔓延到视神经，是由牙、扁桃体等脓毒病灶引起。

（2）全身疾病：①脱髓鞘疾病；②全身急性或慢性传染病，如感冒、腮腺炎、结核等；③代谢失调，如糖尿病、哺乳等；④中毒，如酒精、重金属、氯喹等；⑤常见于全身急性或慢性传染病，也可继发于眼眶、鼻窦、牙齿炎症或因葡萄膜炎蔓延引起，亦可因过敏性、中毒性、心因性疾病引起。

20. 视神经炎的治疗原则是什么？

（1）寻找病因，针对病因治疗。患者须做全身及局部病灶检查，如头颅X线或CT/MRI检查，尤其要做神经系统检查。

（2）全身应用抗生素和糖皮质激素。

（3）支持疗法：应用视神经营养药物，如维生素B$_1$、维生素B$_{12}$，及能量合剂。

（4）应用血管扩张药及活血化瘀药。

21．何谓视神经萎缩？

视神经萎缩是指外侧膝状体以前的视神经纤维、神经节细胞及其轴索因各种疾病所致的传导功能障碍。

22．双眼视神经萎缩的患者应如何进行生活护理？

（1）不要过度用眼睛。因为过度用眼容易造成近视，会使视力下降的速度更快，长期这样就容易失明。患者要自行注意频密并完整的眨眼动作，经常眨眼可减少眼球暴露于空气中的时间，避免泪液蒸发。

（2）养成良好的生活习惯。因为眼睛最好的恢复方式就是睡眠，只有得到充足的休息，眼睛的症状才会有所改善，否则只会使疾病更加的严重，所以视神经萎缩患者要按时休息，不熬夜，保证睡眠充足。

（3）饮食护理。多吃富含维生素A的食物，如动物的肝脏、牛奶等。多吃含铬量较多的食物，如牛肉、黑胡椒、糙米、玉米、小米、粗面粉、红糖、葡萄汁、菌类等。补充适量的锌、铜，锌参与视网膜维生素A还原酶的组成后发挥作用，该酶与视黄醛的合成有关，而黄醛又直接影响到视力；铜对色素的形成具有重要的作用，铜代谢异常会导致视网膜色素变性而影响视力，并且会引起眼肌损害，含铜较多的食物有坚果类（核桃、腰果）、豆类（蚕豆、豌豆）、谷类（小麦、黑麦）、蔬菜、动物肝脏、肉类、鱼类等。

23．双眼视神经萎缩患者的心理护理要点是什么？

双眼视神经萎缩患者的心理活动复杂，情绪变化无常，护士应经常与患者沟通，耐心听取患者的叙述，理解患者的感受，尊重患者。向患者详细讲解疾病的发生、发展、转归及治疗过程，讲解情绪与疾病的关系，使患者保持情绪稳定，心情舒畅，积极配合治疗。

24. 视神经疾病患者的护理要点有哪些？

（1）心理护理：患者视力急剧下降及使用激素出现的副作用，身心受到伤害，应做好患者的思想工作，介绍本病的治疗过程及同种病例的治愈情况，消除患者顾虑，使其积极配合治疗。

（2）大剂量激素治疗的护理：①精神、意识状态观察。糖皮质激素能提高中枢神经兴奋性，影响认知能力，使患者出现精神异常。用药开始应观察患者的精神状态，注意有无失眠、精神兴奋、激动情况；给予安慰，使患者保持心情平和；患者酌情每晚睡前口服舒乐安定1片，促进睡眠，保证足够的休息。②消化道情况观察。糖皮质激素可促进胃酸和胃蛋白酶的分泌，抑制黏液的分泌，诱发或加重溃疡病。用药前告知患者适宜饮食，勿暴饮暴食，多食新鲜水果、蔬菜；用药后，询问患者自觉症状，了解有无腹痛、腹胀、胃痛等情况，观察大便颜色，以便及早发现异常，及时报告医生处理，有症状时留取大便标本化验；改用口服泼尼松片治疗时，严格督促患者于早餐后服用。③血压及血糖观察。糖皮质激素能促进糖异生和糖原合成，抑制糖的有氧氧化和无氧酵解，使血糖升高，还可引起血管动脉粥样硬化及高血压。用药前测量基础血压及空腹血糖，与用药后监测数值对比；用药后监测血压及血糖动态变化，听取患者主诉，有异常变化及时报告医生。④低血钾观察。糖皮质激素有保钠排钾作用，可引起低血钾。观察患者有否精神差、全身乏力、腹胀不适等症状，嘱多食香蕉等含钾丰富的水果，必要时按医嘱补钾。⑤观察眼部情况。预防皮质类固醇性青光眼，治疗期间，注意患者有无头痛、剧烈眼痛、恶心呕吐、虹视及视力下降等。必要时报告医生测量眼压。

（3）饮食护理：指导患者注意保护胃黏膜，每天饮牛奶

2～3次，嘱患者进食清淡、易消化、富含维生素和营养丰富的食物，多食新鲜蔬菜、水果，忌烟、酒，避免进食热、烫、坚硬食物，忌辛、辣刺激性强的食物，保持大便通畅，勿暴饮暴食。

25. 视神经疾病的健康宣教包括哪些?

（1）用药指导：视神经病患者的治疗过程较长，出院后需继续用药。向患者详细介绍药物的性能、服药方法、时间以及可能出现的药物副作用，特别是强调激素类药物缓慢减服的重要性，说明按时服药的重要意义，不能擅自加减药物或停药。

（2）饮食指导：指导患者注意保护胃黏膜，每天饮牛奶2～3次，嘱患者进食清淡、易消化、富含维生素和营养丰富的食物，多食新鲜蔬菜、水果，忌烟、酒，避免进食热、烫、坚硬食物，忌辛、辣刺激性强的食物，保持大便通畅，勿暴饮暴食。

（3）活动与休息：患者可以适当户外活动以增强抵抗力。生活要有规律，注意劳逸结合，勿过度劳累。预防感冒，减少疾病复发，保证充足的睡眠，必要时可睡前服用镇静药。

（4）重视对家属的健康教育：患者发病后多存在一定的性格、行为偏激，缺乏独立性，感到无助。鼓励亲友多和患者交流，在患者面前要表现乐观、积极向上的精神状态，减轻他们的孤独感，激发其对生活的信心，建立精神寄托。

（5）定期复诊：向患者说明定期复诊的重要性和必要性。出院后一周到门诊复查，医生根据病情决定下次复查时间，坚持随访，如无特殊情况可根据自身情况定期复诊，但如出现视力下降或其他不适，应立即到医院就诊，以便及时处理。

（植凤英　陈　丽）

第十二章

斜视、弱视护理

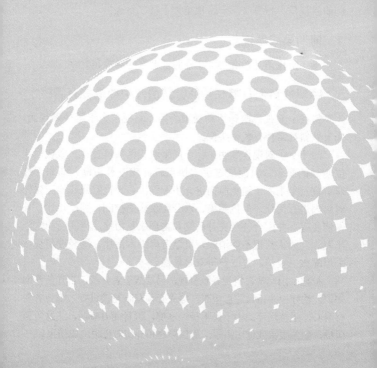

1. 什么是斜视?

双眼不能同时注视目标,在注视状态下出现的偏斜,称为斜视。

2. 斜视有哪些类型?

斜视常分为内斜视、外斜视、"A"型和"V"型斜视,以及垂直斜视。

3. 共同性斜视与非共同性斜视的鉴别要点是什么?

共同性斜视与非共同性斜视的鉴别要点是第一斜视角与第二斜视角的关系。共同性斜视的斜视角基本相等,非共同性斜视两侧的斜视角不相等(第一斜视角大于第二斜视)。

4. 何谓第二斜视角?

第二斜视角是指麻痹眼注视时,健眼的斜视角。

5. 麻痹性斜视有哪些特征? 其治疗护理措施有哪些?

特征:复视,眼球运动受限,第二斜视角大于第一斜视角,先天性斜视常伴有代偿头位。

治疗:①斜视程度明显、不能采取代偿头位注视、或代偿头位明显的患者,只能通过手术矫正斜视或改善头位。②先天性麻痹宜及早手术,避免肌肉进一步挛缩。后天性眼肌麻痹应先针对病因进行治疗,如抗感染、内分泌疾病的控制、肿瘤治疗、外伤修复等,并配合神经支持药物和物理康复治疗,待病情稳定半年左右,如果斜视不能消除,可以考虑手术治疗。③轻度斜视可采用配戴三棱镜的方法获得双眼单视。

护理:因麻痹性斜视导致复视,易造成患者摔跤,告知防跌倒知识。治疗中要持续遮盖单眼,遮盖必须双眼轮换进行,嘱患者要有耐心,坚持治疗。由于患眼神经麻痹,瞬目能力减弱,注意角膜保护,配戴眼镜或使用眼罩,避免异物和外伤对患眼造成伤害。

6. 斜视术后患者容易出现哪些不良反应？如何护理？

斜视术后患者容易出现恶心、呕吐的不良反应。患者卧床呕吐时应立即扶其坐起，用手托住患者前额，以免引起呛咳。要注意记录呕吐物的性质、颜色、量。呕吐后助患者用温水漱口，及时清理呕吐物，嘱暂时禁食、禁水，若呕吐频繁，可给予止吐药物。

7. 斜视的常见症状有哪些？如何进行健康宣教？

共同性斜视症状可能为单眼性或交替性。单眼性多一眼视力好，注视眼固定于该眼；另一眼视力差，成为固定性斜眼。交替性多因双眼视力都好，任何一眼都可作注视眼或斜视眼，呈交替出现；眼球运动正常；角膜映光法检查，一眼反光点在角膜中央，另一眼反光点偏向角膜的颞侧。麻痹性斜视则有眼球运动受限、复视，并伴眩晕、恶心、步态不稳等全身症状。

健康宣教：①术前要注意保暖，避免感冒、咳嗽以免影响手术。选择清淡易消化的食物（蔬菜、水果），戒烟、酒，避免辛辣刺激性的食物（如辣椒、大蒜、洋葱等），保持大便通畅。②术后双眼纱布覆盖，注意闭目休息，不宜过多转动眼球。短期内出现复视不必担心，待手术眼水肿消退后症状会好转。注意用眼卫生，避免手揉眼睛，洗头洗脸避免水流入眼睛引起术眼感染。选择富含蛋白质的清淡易消化食物，避免辛辣刺激性食物，保持大便通畅。注意休息，要劳逸结合，鼓励适当的运动。5～7天门诊随访时拆线。

8. 什么是弱视？

弱视是在视觉发育期间，由于各种原因造成视觉细胞的有效刺激不足，从而造成矫正视力低于同龄正常儿童。

9. 弱视的常见症状有哪些？如何进行健康宣教？

弱视常见症状是视力减退，配戴眼镜后的矫正视力小于等于

0.8；"拥挤"现象；多伴有斜视；注视异常及异常对应；眼球震颤。

健康宣教：儿童时期注意用眼卫生，小孩看书姿势要正确，灯光要充足，不可太暗或太强。注意劳逸结合，坚持做眼保健操，预防近视。小孩4岁时应测视力，发现问题及时治疗。多吃含钙、锌、维生素A、核黄素的食物。

10. 患儿弱视治疗的最佳年龄段是什么？

患儿弱视治疗的最佳年龄段为3～5岁。

11. 对弱视治疗的患儿及家长应如何进行健康宣教？

准确验光、配戴矫正眼镜，使视网膜能获得清晰的物像是弱视治疗的关键。应用1%阿托品眼液或眼膏散瞳者，瞳孔恢复到正常状态大约需要3周时间，应告知家属减少患儿外出，外出时可戴太阳镜并且要有家属陪同。在遮盖疗法期，遮盖主眼必须严格和彻底。要注意避免患儿从镜框上边或从镜框与皮肤之间的空隙中，尤其是鼻侧偷看，或者在无人时去除眼镜。治疗期间一定要坚持戴镜，治愈者都应有随访观察，一直到视觉成熟期，弱视患儿也应像肿瘤患者一样有5年治愈率的观察。弱视治愈的随访观察应以3年为宜。

12. 眼球震颤的常见症状有哪些？其治疗措施是什么？

眼球震颤症状是视力下降，复视，物体运动感，代偿头位，中枢性眼球震颤，先天性特发性眼球震颤。

治疗：针对病因治疗；屈光矫正，三棱镜矫治，对于先天性特发性眼球震颤患者，配戴适度的三棱镜时，可以增进视力和消除异常头位；手术治疗。

（黄东梅　胡小娜）

第十三章

眼外伤护理

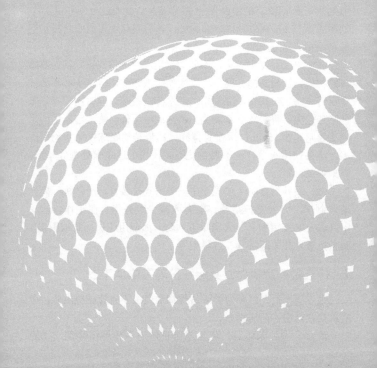

1. 眼外伤按致伤原因可分为哪几类?

眼外伤按致伤原因可分为机械性和非机械性两类。前者包括钝挫伤、穿通伤和异物等,后者有热烧伤、化学伤、辐射伤和毒气伤等。

2. 国际眼外伤学会提出的眼外伤分类包括哪几类?

国际眼外伤学会提出的眼外伤分类包括开放性和闭合性。

3. 怎样处理和预防眼外伤?

(1)眼外伤处理:①细片在眼睛中时,不要揉搓眼睛中的细片或微粒,拉起上眼皮,用棉签把在上眼皮内面的细片刷下,假如细片还是存留,把眼睛闭上并且求医。②眼睛受到撞击,立刻用冰敷15min来减少疼痛和肿胀,若有眼球变黑或眼睛模糊通常是眼内伤害的信号,应立即求医。③眼睛和眼皮割伤,应轻轻包扎伤眼,并立刻求医,不要尝试用水冲洗掉或移除粘在眼睛内的物体,切勿施加任何压力到受伤眼或眼皮,且要小心不要揉搓眼睛。④化学灼伤,立刻用大量水冲洗眼睛,同时用手指尽量使眼睛张大,将头置于水龙头下冲洗或者用任何清洁容器中的水冲洗眼睛至少15min,缓慢且持续,尽量转动眼球使化学物质洗出,不要使用眼罩,也不要包扎眼睛,当上述步骤处理完毕后,立刻求医。

(2)眼外伤预防:加强卫生安全的宣传教育,严格执行操作规章制度,完善防护措施,能有效减少眼外伤。在工作、运动中,以及对儿童和老年人应重点预防。如应用防护面罩或眼镜;禁止儿童玩弄危险玩具、放鞭炮等。

4. 什么是前房积血?其治疗护理措施是什么?

眼球损伤后,虹膜血管渗透性增加或由于血管破裂出血,血液积聚在前房称前房积血。

治疗:①卧床休息,取半坐卧位,适当应用镇静剂。②应用止血剂，可联合应用糖皮质激素。③出现虹膜刺激症状时，及时散瞳。④观察眼压，眼压升高时应用降眼压药物。⑤积血多，吸收慢，有暗黑色血块，伴眼压升高，经药物治疗眼压仍不能控制时，应做前房冲洗术。

护理：①嘱卧床休息，取半坐卧位，双眼用纱布覆盖，减少眼球转动。②协助患者做好生活护理和基础护理。③双眼包扎会影响患者的心理、生活，应向患者及家属解释清楚措施的必要性，取得有效的配合。④观察患者有无头痛、恶心、呕吐、眼前红视等症状，如有异常，立即通知医师。

5. 外伤性低眼压有什么临床表现？其治疗护理措施是什么？

临床表现为视力下降、视物变形、前房变浅、视盘水肿、视网膜静脉扩张、黄斑水肿及星状皱纹，眼球变短。

治疗：可先试用1%阿托品散瞳，口服泼尼松。若药物无效，可采用手术治疗。

护理：予心理护理，告知其疾病的治疗、预后等。局部用散瞳剂可防止瞳孔粘连，点眼后压泪囊区 2～3min，如出现脸红、口舌干燥、瞳孔散大时嘱多喝水。激素治疗时注意观察患者睡眠、饮食、胃肠等变化，给予对症处理。

6. 什么是晶状体脱位？其临床表现是什么？

由于先天性、外伤或病变等原因使晶状体悬韧带缺损或破裂，可引起悬挂力减弱，导致晶状体异位或半脱位；如果悬韧带发生完全断裂，可产生晶状体完全脱位。

临床表现：晶状体半脱位时出现单眼复视，全脱位时晶状体完全离开瞳孔区后，视力为无晶状体眼视力，前房变深、虹膜震颤，脱位的晶状体在早期随着体位的改变常可移动。如果晶状体脱入前房，则沉于变深的前房下方，晶状体直径比处在正常位置时小，但凸度增加。晶状体透明呈油滴状、边缘带金色光泽，晶状体浑浊者呈一白色盘状物。但晶状体在从玻璃体腔通过瞳孔脱入前房过程中有部分可发生瞳孔阻滞，引起急性青光眼。假如瞳孔区清亮，可保持良好视力，患者能较好耐受。有时过熟期的白内障可因晶状体脱入前房而改善视力，前房内的晶状体可渐被吸收。然而更常出现晶状体反复与角膜接触引起严重的虹膜睫状体炎、角膜营养不良和急性青光眼。

7．晶状体脱位的护理措施是什么？

白内障人工晶状体术后患者，术眼应加盖保护眼罩，睡觉时也不应取下，以保护术眼，防止碰撞。患者活动时，应避免头部过度摆动及低头等动作，防止眼部外伤。患者剧烈咳嗽时可引起晶状体脱位，因此应积极预防和治疗。嘱患者食易消化的软食，禁食较硬的食物，防止牙齿过度咀嚼带动头部运动，术后3日内不必刷牙，可于饭前、后漱口，防止头部过度晃动引起人工晶状体的脱位。

手术后护理：①一般患者术后平卧24h，手术中眼内出血者，应半坐卧位或头抬高，致使血液在眼内下沉，不影响术后视力。24h后可下床活动，去厕所或坐起进食、饮水等，但避免低头取物。②嘱患者勿大声呼唤、勿用手抓眼、勿摆动头部、勿用力解便，预防感冒、咳嗽，因以上动作都可引起眼内小血管破裂出血或人工晶状体植入的位置变化，影响手术效果和愈后视力。③术后给以半流食、易消化、高营养食物，禁食刺激性食物。④伤口疼痛时报告医生，遵医嘱酌情给予镇痛药物。⑤严密观察病情变化，忌患者揉眼，按时给药预防感染，定时到医院复查。

8．眼球穿通伤按伤口部位分为哪几类？

眼球穿通伤按伤口部位分为角膜穿通伤、角巩膜穿通伤、巩膜穿通伤三类。

9．眼球穿通伤术前的护理要点有哪些？

稳定患者及家属情绪，积极配合治疗。嘱患者勿用手揉眼，勿用力挤眼、打喷嚏等压力性动作，以免眼球内容物脱出。术前准备时根据情况剪睫毛，动作轻柔，不可以压迫到眼球。禁冲洗结膜囊，避免异物从伤口进入眼球内。

10. 常见的眼球外异物有哪些?

（1）眼睑异物多见细小的火药渣、尘土及沙石。

（2）结膜异物多见灰尘、煤屑。

（3）角膜异物多见铁屑、煤屑。

（4）眶内异物多见金属弹片、气枪弹或竹碎片。

11. 眼球外异物的治疗护理措施是什么?

（1）眼睑异物：先用棉签或纱布等轻轻擦拭，再用生理盐水冲洗，根据情况消毒。较大的异物可用镊子夹出。告知患者勿用手或纸巾等擦拭眼。

（2）结膜异物：先表面麻醉，用无菌湿棉签拭出异物，然后点抗生素眼液。点入表面麻醉眼液后，告知患者勿擦拭眼睛，以免损伤角膜。

（3）角膜异物：角膜浅层异物可在表面麻醉下用无菌湿棉签拭去，较深的异物可用无菌注射针头剔除。对多个异物可先取出暴露的浅层异物，对深层的异物可暂时不处理。异物取出后点抗生素眼液，告知患者勿用力挤眼、擦眼及沾水。

（4）眶内异物：金属异物多被软组织包裹，可不必勉强摘出，但植物性异物应尽早完全取出，以免引起慢性化脓性炎症。

12. 眼球内异物会引起眼部什么症状?

眼球内异物可使伤眼疼痛，眼部出现刺激症状，视力出现障碍，角、巩膜出现穿通伤口，有可有房水外溢、前房变浅、眼内容物脱出、眼压降低等症状。球内异物常引起严重的并发症，如眼铁质沉着症、虹膜睫状体炎、白内障、继发性青光眼、增殖性玻璃体视网膜病变、视网膜脱离等。

13. 眼睑外伤后会出现哪些症状? 其治疗护理措施是什么?

临床表现: 眼睑外伤后会出现眼睑水肿和出血, 严重时睑皮肤全层裂伤, 内眦部睑缘撕裂可造成泪小管断裂。

治疗: 淤血和肿胀时, 在伤后48h内冷敷, 以后热敷。有裂伤者应尽早清创缝合, 尽量保留组织, 对全层裂伤应分层对位缝合。伴有泪小管断裂时, 先争取做泪小管吻合术, 后缝合眼睑。

护理: 稳定患者及家属的情绪, 耐心细致解释病情、治疗方法, 使患者积极配合治疗和护理。术后平卧, 双眼闭目休息, 减少眼球活动, 不要压迫或用手揉搓术眼, 抗生素眼液滴眼每日4~6次, 保持术眼敷料清洁, 不要让脏水或肥皂水进入术眼。

14. 眼部常见哪两种化学烧伤?

眼部常见酸烧伤和碱烧伤。

15. 化学烧伤后会有什么表现?

根据酸碱烧伤后的组织反应, 可分为轻、中、重三种不同程度。①轻度: 眼睑与结膜轻度充血水肿, 角膜上皮有点状脱落或水肿。②中度: 眼睑皮肤可起水疱或糜烂, 结膜水肿、小片缺血坏死, 角膜浑浊水肿, 上皮层脱落或形成白色凝固层。③重度: 结膜广泛的缺血性坏死, 呈灰白色浑浊, 角膜全层灰白或呈瓷白色。角膜基质层溶解, 出现角膜溃疡或穿孔。

16. 化学烧伤后应如何急救? 其治疗护理措施是什么?

急救: 发生化学烧伤后应争分夺秒现场急救, 就地取水彻底冲洗眼部, 终止接触致伤物。用大量清水或其他水源反复冲洗, 冲洗时应翻转眼睑, 转动眼球, 暴露穹窿部, 将结膜囊内的化学物质彻底洗出。至少冲洗30min以上。送至医疗单位后, 用大量生理盐水再次冲洗结膜囊, 一般需要1000mL以上, 时间要连续15~20min。

护理: 疼痛明显者可先点表面麻醉眼液, 再彻底冲洗结膜囊，冲洗前，先测定结膜囊液体pH值。注意休息，避免强光刺激，勿用手或纸巾等揉眼，保持眼部清洁。局部用散瞳剂可防止瞳孔粘连，点眼后压泪囊区2～3min，如出现脸红、口舌干燥、瞳孔散大时，嘱患者多喝水。

17. 什么是接触性热烧伤？其治疗护理措施是什么？

高温液体如铁水、沸水、热油等溅入眼内引起的热烧伤称为接触性热烧伤。

治疗：防止感染，促进创面愈合，预防睑球粘连等并发症。轻度热烧伤，局部点用散瞳剂及抗生素眼液。严重热烧伤应除去坏死组织，防止睑球粘连。有角膜坏死时，可行羊膜移植，或带角膜缘上皮的全角膜板层移植。

护理：注意休息，勿用手或纸巾等揉眼，保持眼部清洁。局部用散瞳剂可防止瞳孔粘连，点眼后压泪囊区2～3min，如出现脸红，口舌干燥，瞳孔散大时，嘱患者多喝水。

18. 什么是火焰性热烧伤？其治疗护理措施是什么？

由火焰喷射引起的烧伤称为火焰性热烧伤。其治疗护理措施同接触性热烧伤。

19. 什么是电光性眼炎？其治疗护理措施是什么？

电焊、高原、雪地及水面反光可造成眼部紫外线损伤，又称为电光性眼炎。

治疗：电光性眼炎轻症者无需特殊处理，可滴用抗生素及促角膜上皮生长的眼液，双眼遮盖，休息1～2天即可恢复正常。疼痛明显、症状较重者可以滴少量1%盐酸丁卡因眼液暂时缓解疼痛和眼睑痉挛的症状，但只可以临时使用，因该药有抑制角膜上皮生长的作用。

护理：嘱患者尽量闭眼休息，避免强光刺激。禁用手或纸巾等揉眼，因滴了表面麻醉眼液，痛觉减轻，容易擦伤角膜。

（黄东梅 李春梅）

第十四章

全身疾病相关性眼病护理

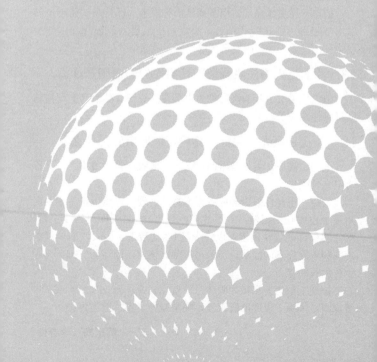

1．动脉硬化会导致哪些眼底改变？

动脉硬化在眼部主要累及眼动脉及睫状血管、视网膜中央动脉主干和近视乳头的大血管，因此患者好发生视网膜动脉或静脉阻塞。动脉硬化时动脉变细，走行变直，分支呈锐角，血管壁变厚变硬，透明度降低，血柱欠清晰，动脉中心反光增强变宽，呈铜丝样，进一步发展成银丝样。不透明的动脉与静脉相交叉处出现"交叉压迫现象"，即当动脉位于静脉前，静脉受压部分变细，远端呈锥形扩张；而当动脉位于静脉后时，则可见交叉部静脉呈"驼背"状。严重时，眼底可发生出血渗出等病变，与高血压视网膜病变相似。

2．糖尿病性视网膜病变有哪些临床表现？

糖尿病性视网膜病变早期可无自觉症状，病变累及黄斑后有不同程度的视力减退。根据病变严重程度可分为非增生期和增生期。

（1）非增生期糖尿病性视网膜病变的眼底表现：视网膜静脉扩张、微血管瘤、深层和浅层出血、硬性渗出、棉绒斑，视网膜水肿，长期的黄斑水肿形成黄斑囊样水肿，视力明显下降。

（2）增生期糖尿病性视网膜病变的眼底表现：当损害进一步加重，较大面积毛细血管闭塞缺血，则发生视网膜新生血管，进而新生血管由视网膜表面长入内界膜与玻璃体后界面间，形成纤维血管膜。新生血管易破裂出血，大量玻璃体积血、机化，导致牵拉性视网膜脱离。缺血区的视网膜产生的血管生长因子，经玻璃体进入前房，致虹膜、房角新生血管形成，最终导致新生血管性青光眼而失明。

3．急性肾小球肾炎引起的眼部病变有哪些？

急性肾小球肾炎常引起眼睑水肿，多数患者眼底无异常，少数可有视乳头水肿、小动脉轻度狭窄、视网膜轻度水肿、浅层视网膜线状或火焰状出血及棉絮斑。随着病情好转，眼底可恢复正常。

4．感染性心内膜炎引起的眼部病变有哪些？

感染性心内膜炎引起的眼部表现与心脏瓣膜赘生物脱落形成血管机械性阻塞的部位有关。如眼睑、结膜等小血管阻塞可发生细小的出血；视网膜视神经血管阻塞，则因主干或分支阻塞的不同而表现为视网膜中央动脉或分支动脉阻塞的症状。另外可因带有细菌的栓子被血流带到眼内而引起脓毒性炎症，如转移性眼内炎、脓毒性视网膜炎。视乳头周围的视网膜有小出血点和软性渗出，出血多为圆形、卵圆形或火焰状，数目不等。典型的有Roth斑（具有白色中心的出血斑），亦可见视网膜血管炎等改变。

5．白血病引起的眼部病变有哪些？

白血病引起的眼部病变多发生于血液循环丰富的组织。各种白血病均可引起结膜下出血。急性粒细胞性白血病多伴有眼底改变。眼底改变在急性期呈火焰状、圆点状，多位于眼底周边部，典型的为Roth's斑，与不成熟的白细胞成纤维蛋白的聚集及血小板的聚集形成有关。亦可见渗出改变，整个眼底视网膜水肿、变厚，色泽由橘红色变为橘黄色。视乳头水肿轻重不等，为视乳头局部细胞浸润或颅内白血病浸润引起颅内压增高所致。病变浸润眼眶及颅骨的骨膜时，可引起眼球突出，形成绿色瘤。绿色瘤多见于急性粒细胞性白血病，以儿童多见。

6．维生素 B_1、维生素 B_2、维生素C及维生素D缺乏分别引起的眼部病变有哪些？

（1）维生素 B_1 缺乏会有浅层角膜炎、眼肌麻痹、瞳孔散大、调节减弱、球后视神经炎、视神经萎缩等。

（2）维生素 B_2 缺乏会引起脂溢性睑缘炎、结膜炎、酒糟鼻性角膜炎、角膜缘周围浅层新生血管形成、角膜浑浊、白内障及球后视神经炎。

（3）维生素C缺乏可表现为眼睑、结膜、前房、玻璃体、视网膜、视神经鞘膜及眶内出血。

（4）维生素D缺乏往往有骨发育异常，可引起眼眶狭窄、眼球突出，其他有眼睑痉挛以及屈光不正等。

7. 硬脑膜外血肿患者的眼部体征是什么？

硬脑膜外血肿发生在硬脑膜和蛛网膜之间所致。多见于婴儿的分娩性产伤和中老年人交通事故所致的头部外伤。眼部检查有时可发现视乳头水肿，但一般较轻。瞳孔改变先有同侧瞳孔短时间的缩小，继之瞳孔进行性散大而固定。眼球运动障碍较少见，表现为展神经轻度麻痹。颅脑外伤严重时，还可有视网膜出血。

8. 颅底骨折患者的眼部体征是什么？

颅底骨折可引起双侧眼睑及球结膜下淤血。颅前凹骨折可因眶内血肿而致眼球突出或眼睑皮下气肿。骨折位于眶尖可引起眶尖综合征、视神经管骨折，或因缺血或血块、骨折片压迫视神经而造成失明。因此颅脑损伤时，应特别注意双眼的瞳孔反射，如发现一侧瞳孔进行性散大，直接对光反射消失，间接对光反射存在，则提示该侧视神经受损。

9. 何为颅中窝骨折眶上裂综合征？

当眶上裂骨折时，可损伤眼神经、滑车神经和展神经，以及三叉神经第一支，出现眼球运动障碍和前额部感觉障碍，即为眶上裂综合征。

10. 麻疹患儿的眼部有什么表现？

麻疹患儿初期常有畏光、流泪、结膜充血等；后期可因继发感染而产生脓性分泌物，呈急性卡他性结膜炎、角膜炎，严重者可发展成角膜溃疡，甚至穿孔，亦可因高热、营养不良、维生素A缺乏导致角膜软化，或因抵抗力低或继发感染而引起败血症、转移性眼内炎等。

11. 脑动脉阻塞患者的眼部有什么表现?

（1）颈内动脉供血不足或阻塞可引起患侧视网膜中央动脉供血障碍而致失明。

（2）大脑中动脉阻塞引起双眼病灶对侧的同侧偏盲，无黄斑回避。

（3）基底动脉阻塞可引起瞳孔缩小及第Ⅲ、Ⅳ、Ⅵ对脑神经麻痹。

（4）大脑后动脉阻塞则表现为皮质盲或双眼病灶对侧的同侧偏盲，伴黄斑回避。

（5）小脑后下动脉阻塞，其眼症为：复视，同侧眼球凹陷，上睑下垂，瞳孔缩小，同侧展神经麻痹，自发性同侧或对侧水平性或旋转性眼球震颤，视动性眼震正常，病变侧角膜知觉消失。

12. 妊娠高血压综合征患者的眼部有什么表现?

（1）妊娠高血压综合征，其眼症可见眼睑及球结膜水肿，严重者球结膜水肿呈堤状，并有球结膜小动脉痉挛、毛细血管弯曲，及球结膜贫血等改变。

（2）眼底改变分为三期：①视网膜动脉痉挛期，此期常有视网膜小动脉狭窄，其粗细不等，动脉细，静脉粗，比例可由正常的2∶3变为1∶（2～4）；②视网膜动脉硬化期，由于血压持续升高，此期视网膜动脉管径变窄，管壁中心光发射增宽，有动静脉交叉压迫症；③视网膜病变期，此期眼底可见视网膜水肿、渗出、棉絮斑、黄斑星状渗出，甚至发生渗出性视网膜脱离。

13. 系统性红斑狼疮会引起眼部什么损害?

系统性红斑狼疮使眼球各部分均可受累，常见眼底病变为静脉迂曲扩张，眼底荧光造影（FFA）显示小动脉闭塞，常见视乳头周围及后极部典型的棉絮斑，亦可见视网膜出血、微动脉瘤、视乳头及其周围视网膜水肿，非典型视网膜病变可见动脉狭窄或阻塞。其他还可见浅层巩膜炎、巩膜炎、敏感性结、角膜炎等。

其眼部改变均发生于急性活动期。

14. 艾滋病患者的眼部表现是什么？

AIDS患者的眼部可有视网膜絮状白斑、巨细胞病毒性视网膜炎、结膜炎、角膜炎、巩膜炎、虹膜睫状体炎、脉络膜肉芽肿，以及眼睑穹隆部结膜、泪囊和眼眶Kaposi肉瘤、视网膜脱离、青光眼等。

15. 儿童感染腮腺炎时眼部会出现什么临床表现？

儿童感染腮腺炎可有眼睑水肿、充血、上睑下垂或睑裂变窄，或可伴有急性泪腺炎。病程长者易发生浅层点状角膜炎或深层角膜炎，该病愈合后10天左右可发生虹膜睫状体炎，其他尚有视网膜静脉充盈、迂曲甚至血管阻塞，罕见的有视乳头炎或球后视神经炎。

16. 什么是癔症性失明，其临床表现是什么？

癔症性失明又称精神盲，是癔症的一种表现形式，是在强烈精神刺激下而突然发病，在大脑皮层视觉投射区出现的局部性抑制引起的双眼完全性失明，但失明时检查瞳孔反射、眼球运动良好，眼底亦无异常。其常见的眼部症状有眼睑痉挛、单眼或双眼突然失明、上睑下垂，但瞳孔对光反射正常，且活动自如，有畏光、复视、眼眶或眼球剧烈疼痛、色觉异常、眼球运动障碍（有意转动时则麻痹，无意时却可运动）、眼球震颤、调节痉挛或调节功能麻痹、视野向心性缩小或呈螺旋形缩小、色视野不符合正常规律、视野可随暗示的影响而改变、眼底正常，所有症状常可在暗示情况下加重、缓解或消失。

17. 龋齿引起的齿槽脓肿可引起眼部什么症状？

齿槽脓肿作为眼病的病灶可引起角膜炎、葡萄膜炎、视神经炎等。上齿槽脓肿脓液通过面颌骨及上颌窦可直接引起眼眶感染，导致眶蜂窝组织炎及骨髓炎。

18. 化脓性中耳炎可引起眼部什么症状?

化脓性中耳炎严重者常伴发乳突炎,可引起颞骨岩尖炎及颞叶脓肿,或引起局限性脑膜炎,从而导致患侧第Ⅲ、Ⅳ、Ⅵ对脑神经或兼有第Ⅶ对脑神经损害,称 Gradenigo 综合征。严重者可引起颞叶脓肿,眼底除有视乳头水肿外,尚可见病灶对侧的双眼上象限同侧偏盲。眼症涉及乙状窦、横窦或部分海绵窦血栓形成时,则眼睑、球结膜水肿和眼球轻度突出。有时可作为慢性感染病灶引起虹膜睫状体炎、视神经视网膜炎或视乳头炎等。

19. 鼻咽癌眼部的表现是什么?

鼻咽癌病变易向颅底及颅内扩散,经颅底破裂孔等处入颅中凹而引起第Ⅲ～Ⅶ对脑神经受损,常首先侵犯展神经而出现外直肌麻痹。肿瘤经鼻腔入筛窦而后进入眼眶,亦可经翼腭凹、眶下裂入眼眶,从而引起突眼、眼外肌麻痹、斜视、眼球后及眼眶疼痛、角膜感觉消失及麻痹性角膜炎等,也可表现为 Horner 综合征。

20. 重症肌无力初期眼部会有什么症状?

重症肌无力的临床症状多由眼部症状开始,突然发生,有上睑下垂、复视、眼外肌麻痹等。眼内肌一般不受累,因而瞳孔及睫状肌无异常。

21. 慢性高血压视网膜病变分几级,分别有什么表现?

慢性高血压视网膜病变在临床上常采用 Keith-Wagener 四级分类法。Ⅰ级:视网膜动脉痉挛或合并轻度硬化,此改变主要发生于第二分支及以下的分支;Ⅱ级:视网膜动脉硬化程度比Ⅰ级明显,动静脉交叉处常可见到不同程度的病理变化,动脉管径狭窄而不均匀;Ⅲ级:除视网膜动脉狭窄与硬化外,尚有视网膜水肿、棉絮状斑、硬性白斑、出血白斑等;Ⅳ级:除Ⅲ级改变外,并有视乳头水肿。

(陈　丽　叶慧群)

第十五章

眼科常用护理技术操作

1. 如何行近视力检查法？

患者取坐位，选用耶格（Jaeger）近视力表和标准视力表（许广第）。检查时嘱患者将一只眼遮盖完全，且不可加压。常规先右眼后左眼，检查时眼与视力表的距离为30cm。以能看清的最小一行视标为测量结果，用小数法记录。如用耶格近视力表，则以J1～J7记录，并注明检查距离。

2. 如何行远视力检查法？

（1）患者取坐位，选用国际标准视力表、视力表反光镜、视力指示棒、眼用遮盖勺。

（2）一般检查远视力的距离为5m，视力表与视力反光镜的距离为2.5m，视力表的1.0行应与受检者的眼平行。常规先右眼后左眼（先检查裸眼视力，后检查矫正视力）。检查一眼时，须以遮眼板将另一眼完全遮住，但注意勿压迫眼球。

（3）检查时，让被检者先看清最大一行标记，如能辨认，则自上而下，由大至小，逐级将较小标记指给被检者看，直至查出能清楚辨认的最小一行标记。受检者读出每个视标的时间不得超过5s。如估计患者视力尚佳，则不必由最大一行标记查起，可酌情由较小字行开始。

（4）如果被检者仅能辨认表上最大的"0.1"行E字缺口方向，就记录视力为"0.1"；如果能辨认"0.2"行E字缺口方向，则记录为"0.2"；如此类推。能认清"1.0"行或更小的行次者，即为正常视力。倘若对某行标记部分能够看对，部分认不出，如"0.8"行有3个字不能辨认，则记录"0.8-3"，如该行只能认出3个字，则记录为"0.7+3"，余类推。或0.1～0.4每行有一个看不清则记录为上一行的视力。0.5～0.8每行允许看错1个，如果看错2个记为上一行的视力。1.0～1.2每行允许看错2个，视力在1.5以上每行允许看错3个。

（5）如被检者在5m距离不能辨认出表上任何字标时，可让被检者走近视力表，直到能辨认表上"0.1"行标记为止。此时的计算方法为：视力=0.1×被检者所在距离（m）/5（m）。例如在2m处辨别出0.1的开口方向，则为"0.04"（0.1×2/5=0.04），如此类推。

（6）如被检者在1m处仍不能辨认出视力表上的最大视标，应嘱患者辨别检查人手指数目，记录能辨认指数的最远距离，例如在30cm处能看清指数，则记录为"30cm指数"或"CF/30cm"。如果最近距离仍不能辨认指数，可让其辨认是否有手在眼前摇动，记录其看清手动的最远距离，如在10cm处可以看到，即记录为"手动10cm"或"HM/10cm"。对于不能辨认眼前手动的被检者，应测验有无光感。如无光感者说明视力消失，临床上记录为"无光感"。

3．如何行视功能检查法？

（1）患者取坐位，并调整好与检查屏之间的距离（1m），检查时嘱患者将健眼遮盖完全，头部保持固定不动并嘱患者向前注视。

（2）关掉照明，操作者站在检查屏一侧，用右手先按下光源不同亮度的电钮，分别代表1m、2m、3m、4m、5m、6m远的亮度，操作者记录受检者能分辨的最低亮度，即是代表某一距离的光感。

（3）再次分别按下各个按钮，测试左上、右上、左、右、左下、右下及中央7个方向光源的辨别能力，能辨别记录为"+"，不能辨别记录为"-"。

（4）再分别按下红、绿按钮，检查颜色的分辨力，能辨别记录为"+"，不能辨别记录为"-"。

4．滴眼药水的方法及注意事项各有哪些？

操作时，患者坐位或仰卧位，头稍后仰，眼向上注视。若有分泌物先用消毒棉球拭去，用左手食指或棉签向下拉开患者下睑，右手持滴药瓶，瓶口距眼2～3cm，不要接触眼睑睫毛，将药液滴入下穹隆部结膜囊内1～2滴，再轻提上睑覆盖眼球以使药液在结膜囊内弥散，嘱患者轻闭眼2～3min。用消毒棉签拭去溢出的药液。

注意事项：①滴药前洗手，认真做好三查八对；滴药时动作轻柔，切勿压迫眼球及将药瓶嘴触及眼球、眼睑或睫毛，以免误伤或污染。②不可直接将药液滴在角膜上，以免刺激；易沉淀眼药水应充分摇匀后再滴用；同时滴用多种眼药水时，用药间隔时间不应少于5min。③滴眼液的顺序依次为水溶性、悬浊性、油性，先滴健眼再滴患眼，先滴刺激性弱的，再滴刺激性强的药物。感染性眼病患者应床边隔离。④如滴用散瞳药、β受体阻断剂，滴药后需压迫泪囊部3～5min，以免药液进入鼻腔被黏膜吸收引起全身中毒反应。

5. 结膜囊冲洗的目的、方法各是什么？其注意事项有哪些？

目的：①冲洗结膜囊内异物及分泌物；②眼部化学物质烧伤时；③眼部手术前常规准备。

方法：①向患者解释冲洗结膜囊的目的及方法，以取得其配合。②认真核对医嘱、患者姓名、眼别。③患者取坐位或仰卧位，头稍倾向患侧，嘱患者持受水器紧贴洗眼一侧面颊部，由患者自持。④冲洗时先冲洗眼睑及周围皮肤，询问患者冲洗液的温度是否适宜，嘱患者睁开双眼，操作者左手拇指与食指轻轻分开上下眼睑，并嘱患者向各个方向转动眼球，同时操作者要不断牵动眼睑或翻转眼睑，以便冲洗结膜囊内各个部位。⑤冲洗完毕，用消毒棉球擦干眼周围皮肤，取下受水器放入含氯消毒液浸泡桶内。

注意事项：①洗眼时，注意不要将冲洗液弄湿患者衣服，要防止洗眼壶触及眼睑、睫毛，以免污染洗眼壶。②洗眼壶冲洗时距离不宜过高或过低，冲洗液不宜直接冲洗于角膜上。③冲洗液温度以35～40℃为宜，一次冲洗液不少于250mL。④眼球穿孔伤或眼球裂伤者严禁洗眼，以免造成眼球内容物进一步脱出，或把细菌及异物带入眼球内。⑤冲洗传染性眼病的用具应彻底消毒。

6．如何行结膜下注射？其注意事项是什么？

患者取仰卧位，滴表面麻醉剂2次，每次间隔2～3min，操作者右手持吸好药物的注射器，左手拇指与食指分开上、下眼睑暴露球结膜，嘱患者向注射部位的相反方向看（如下注射，则向上看），将注射针头与睑缘平行成10°～15°角挑起注射部位的球结膜，缓慢注入药液使结膜呈鱼泡样隆起。注射完毕退出针头，嘱患者闭眼数分钟，观察有无出血等情况，必要时用消毒眼垫遮眼。

注意事项：注射前要严格执行查对制度；注射时针头勿朝向角膜，以防眼球转动时刺伤；多次注射应更换部位，尽量避免在一处多次注射，以免结膜下结疤粘连；注射时不要用力过猛，尽量避开血管，避免损伤巩膜。

7．如何行球后注射？其注意事项是什么？

患者取仰卧位，安尔碘消毒下眼睑外侧眶皮肤，嘱患者向鼻上方注视，在眶下缘中外1/3与内2/3交界处将注射器针头直刺入皮肤约1～2cm，再将针头转向鼻上方倾斜30°，再进针到3～3.5cm，抽吸无回血方可注入药液。注射完毕，轻轻拔出针头，嘱患者闭眼，压迫针眼1min，同时轻轻按摩眼球使注入药液迅速扩散。

注意事项：注射前核对注射药液及眼别，严格执行无菌操作，进针时针头碰及骨壁或遇到阻力时切忌强行进针。进针的深度不宜超过3.5mm，以防刺伤较大血管及视神经，注射完毕，注意观察有无球后出血现象，如出现眼睑肿胀、眼球突出，很可能为眼球后出血征象，应立即拔针加压包扎。

8．如何行半球后注射？其注意事项是什么？

患者取仰卧位，安尔碘消毒下眼睑外侧眶皮肤，嘱患者向鼻上方注视，于下睑外1/3处进针，抽吸无回血方可注入药液。注射完毕，轻轻拔出针头，嘱患者闭眼，压迫针眼1min，同时轻轻按摩眼球使注入药液迅速扩散。

注意事项：进针拔针时速度要慢，用力不可过大，遇到阻力时切忌强行进针。注射时可能会伤及血管，引起眶内出血，应及时给予加压止血。进针过程中要注意观察眼部情况，如出现眼睑肿胀、眼球突出，提示为出血症状，应立即拔针加压包扎。

9. 如何剔除结膜结石？其注意事项是什么？

滴表面麻醉剂2～3次，患者头部固定于裂隙灯颌架上，操作者左手翻转患者上睑或下睑，暴露睑结膜面，嘱患者向结石眼睑相反的方向注视，右手以注射器针头剔出突出结膜面的结石，剔除完毕滴抗生素眼液或涂眼药膏，用无菌眼垫遮盖。

注意事项：对于未突出的结膜结石可不必处理，操作时针尖斜面向上，纵行挑开结膜上的结石，以减少出血。结石多而成堆时，只剔出大而突出的，且不可一次取净，尽量减少对结膜的损伤。

10. 如何行角膜异物剔除？其注意事项是什么？

（1）先用生理盐水大量冲洗，或用棉球轻轻擦除。

（2）如不能除去则局部滴用表面麻醉剂2～3次，患者头部固定于裂隙灯颌架上，操作者左手撑开上下睑，让患者固视不动，用消毒注射针头，将异物剔除。如留有锈环可尽量一并剔出，以免对组织刺激。

（3）深层异物应在手术室用手术显微镜行角膜切开术取出异物，注意预防感染。

（4）取出后滴抗生素眼药膏或遵医嘱用药，覆盖无菌眼垫并嘱次日复查。

注意事项：严格无菌操作，异物过深不宜强取，可嘱数天后取出。如为多发性异物（如爆炸伤时的炸药颗粒），为了避免损伤过多的正常角膜组织，可分期分批取出。

11. 如何行结膜异物剔除？其注意事项是什么？

先以生理盐水冲洗结膜囊，翻转上、下眼睑，冲洗上、下穹窿，皱褶处需以棉签轻轻拉开冲洗，特别是石灰异物需彻底冲洗干净。嵌入结膜浅层的异物，用蘸有生理盐水的棉签轻轻拭出。如用棉签轻拭不出时，可用注射器针头剔出。

注意事项：取异物时针尖不可过深，以免刺伤巩膜。异物多且在皱褶处时，应用大量生理盐水反复冲洗结膜囊。

12. 如何行Goldmann压平眼压计测量法？其注意事项是什么？

滴表面麻醉剂2次，将已消毒后的测压头置于眼压计杠杆末端的金属环内。滴0.25%荧光素钠滴眼液或消毒荧光素纸条置于患者眼下穹隆结膜囊内，使角膜表面泪液染色。受检者头部固定于裂隙灯下颌托上，将测压头转至裂隙灯显微镜目镜正前方，采用低倍目镜观察，让受检者向正前方直视，并尽量睁大睑裂。必要时检查者可用手指协助撑开睑裂，但绝不可加压于眼球。将测压螺旋先转至1g刻度位置，再将裂隙灯向前移动，使测压头接近角膜，可见两个黄绿色半圆环，左右、上下调节裂隙灯的显微镜操纵杆，使两个半环位于视野中央，并使其左右、上下对称，宽窄均匀。缓缓转动测压螺旋，直到两个半圆环的内界刚好相切，此时为测压终点。测毕用抗生素滴眼。

注意事项：测压头在使用前后应认真清洗和消毒，分开眼睑时不可用力对眼球施压。测压时不能将睫毛夹于测压头和角膜之间。滴入的荧光素不宜过多，角膜表面染色的泪液过多时，所观察的荧光素半环太宽，测出的眼压比实际偏高。如测压时所观察的荧光素半环太细，应先将测压头撤回，请受检者眨眼后再测量。测压时，测压头与角膜接触时间不可过长，以免引起眼压下降或角膜上皮擦伤。如果受检者眼压超过80mmHg，需要眼压计上安装重力平衡杆，可测量高至140mmHg的眼压。测量完毕应检查受检者角膜情况，如出现角膜上皮擦伤，应立即处理。

13. 如何行Schoitz眼压计测量法？其注意事项是什么？

患者取仰卧位，滴表面麻醉剂2次。检查眼压计指针是否在零点位置，指针是否灵活。用酒精棉签擦拭眼压计足板并用消毒干棉签擦干。常规先测右眼再测左眼，检查者右手持眼压计持柄，左手拇指和食指分开被检眼上下睑，分别固定于上下眶缘，嘱患者双眼向正前方注视，使角膜位于水平正中。将眼压计足板垂直放在角膜中央，保持垂直，观察眼压计上指针的刻度。需要不同质量的砝码测眼压时，一般先用5.5g砝码，读数少于3者，则改用7.5g或10g砝码，然后再以15g砝码测量。测量完毕，给被检眼滴抗生素眼液，用酒精棉签立即将足板清洁干净放回眼压计盒，并记录眼压结果。记录值为：砝码质量/指针偏转的刻度=换算后的眼压值，以mmHg为单位。

注意事项：固定眼睑时，切忌对眼球施加压力。测量眼压时先测右眼，后测左眼，一般连续测量不超过3次，每次测量时眼压计不得在角膜上停留时间过长。眼压计足板放置于角膜上时，应轻柔且与角膜平行，时间不宜过长，否则引起眼压下降或角膜上皮划伤。遇不合作者，应做好解释工作，切忌强行测量。眼压计应彻底消毒，以防交叉感染。传染性眼病者使用非接触眼压计。

14. 如何行非接触眼压计测量法？其注意事项是什么？

打开电源，患者取坐位，头置于头架上，嘱患者双眼同时注视前方，睁大眼睛注视仪器内红色指示点，并告知测量时有轻微气流喷出，避免瞬目及后退。按测量键进行测量，监视器上自动显示眼压值。如果现实数值为"*"，则为参考数值或不显示数值。测量结束后，将结果打印出来。

注意事项：检查前要先检查电路是否正常，告知患者检查过程中会有气流冲击眼球，略有不适，但无疼痛，使患者放松并配合检查。显示屏如不显数字，可能是注视不准、泪液过多或瞬目等原因，可调整后重新测量。视力不良者不适合用此方法测量眼压。

15. 巴氏定位技术的注意事项是什么？

嘱患者30min内勿揉眼，以免引起角膜上皮擦伤。操作过程中动作要轻柔，避免角膜损伤。定位器上的4个点定位一定要准确，分别为3、6、9、12。

16．如何行泪道冲洗？其注意事项是什么？

患者取坐位或仰卧位，操作者先用棉签挤压泪囊区，排除泪囊内积液、脓液。滴表面麻醉剂于泪点处，抽吸冲洗液，泪点扩张后，换泪道冲洗针头于盛有冲洗液的注射器上。操作者右手持冲洗针，左手持棉签拉开下眼睑，暴露下泪点，把针头垂直插入泪点1～2mm，然后转水平方向向鼻侧进入泪小管内3～5mm，将冲洗液注入泪道，同时询问患者有无液体进入鼻腔或咽部，并观察泪点处有无液体或分泌物返流、分泌物的量和性质，以及推注有无阻力，从而判断泪道是否通畅。冲洗完毕，退出针头，滴抗生素眼液，用无菌纱布擦干流出的液体及分泌物。

注意事项：泪点狭小者，先用泪点扩张器扩大后再冲洗。操作应轻柔、准确，切忌损伤角膜、结膜、泪点和泪小管。进针遇到阻力时不可暴力推进，以防损伤泪道。

17．成人泪道探通的操作要点是什么？其注意事项是什么？

患者取坐位或仰卧位，操作者先挤压泪囊区，排除泪囊内黏液或脓液。滴表面麻醉剂2次，取合适的探针自下泪点垂直进针后水平转向鼻侧，进入泪小管内，在到达鼻侧泪骨壁时，略后退1～2mm，以探针头端为支点迅速竖起转90°直角，向下并稍向后外方顺鼻泪管缓缓插入。探针连接注射器，注入生理盐水进行冲洗，如探通成功则冲洗通畅，留置20min后拔出。拔探针时，用手指压住泪囊部，然后敏捷地拔出探针，用抗生素眼液滴眼。

注意事项：探针进入泪道后遇到阻力时，切不可猛力强行推进，以防假道形成。探通后冲洗泪道时如果眼睑及面颊也随之隆起，则有假道形成，应停止冲洗，及时给予抗感染治疗。

18. 婴幼儿泪道冲洗的操作要点是什么？其注意事项是什么？

患儿取仰卧位并有专人辅助配合，操作者先用棉签挤压泪囊区，排除泪囊内积液、脓液。滴表面麻醉剂于泪点处，抽吸冲洗液，患儿头部固定，操作者右手持冲洗针，左手持棉签拉开下眼睑，暴露下泪点，把针头垂直插入泪点1～2mm，然后转水平方向鼻侧进入泪小管内3～5mm将冲洗液注入泪道，同时观察泪点处有无液体或分泌物返流、分泌物的量和性质，以及推注有无阻力，从而判断泪道是否通畅。冲洗完毕，退出针头，滴抗生素眼液，用无菌纱布擦干流出的液体及分泌物。

注意事项：冲洗时应采取头侧位，以免冲洗液误吸，引起呛咳或肺部炎症。泪点狭小者，先用泪点扩张器扩大后再冲洗。操作应轻柔、准确，切忌损伤角膜、结膜、泪点和泪小管。进针遇到阻力时不可暴力推进，以防损伤泪道。

19. 婴幼儿泪道探通的操作要点是什么？其注意事项是什么？

患儿取仰卧位且有家长或医护人员配合约束，滴表面麻醉剂于结膜囊内或将含有表麻剂的小棉球放于上、下泪点处2～3min，操作者右手持泪点扩张器，左手轻拉下睑内侧以暴露下泪点，扩张泪点。用抗生素眼液进行泪道冲洗，将泪道的脓液分泌物冲洗干净。取合适的探针自下泪点垂直进针后水平转向鼻侧，进入泪小管内，在到达鼻侧泪骨壁时，略后退1～2mm，以探针头端为支点迅速竖起转90°直角，向下并稍向后外方顺鼻泪管缓缓插入。探针连接注射器，注入生理盐水进行冲洗，如探通成功则冲洗通畅，留置20min后拔出。拔探针时，用手指压住泪囊部，然后敏捷地拔出探针，用抗生素眼液滴眼。

注意事项：探针进入泪道后遇到阻力时，切不可猛力强行推进，以防假道形成。探通后冲洗泪道时如果眼睑及面颊也随之隆起，则有假道形成，应停止冲洗，及时给予抗炎治疗。冲洗时应采取头侧位，以免冲洗液误吸，引起呛咳或肺部炎症。探通时配合者必须将患儿头部妥善固定，并按住患儿手及全身，以确保安全操作。

20．如何行结膜拆线？其注意事项是什么？

患者取仰卧位，滴表面麻醉剂2次，右手用生理盐水棉签清洁眼周围皮肤，并以开睑器轻轻牵开上下眼睑。在良好的照明条件下，操作者左手持有齿镊夹住线头一端提起，另一手持剪刀伸进提起的一端将线剪开。仔细检查有无遗漏的缝线后，取下开睑器。连续缝线者，先松开两端缝线的一个套，然后由一端或中央抽拉缝线。拆线后滴抗生素眼液或涂抗生素眼膏，并用无菌眼垫遮盖。

注意事项：拆线时不可用力过猛，以免损伤结膜。拆线时嘱患者向相反的方向注视，以免器械损伤其他部位。

21．如何行眼睑皮肤拆线？其注意事项是什么？

患者取仰卧位，用生理盐水棉签清洁，并用酒精消毒伤口及周围皮肤，操作者左手持镊子夹住线套，右持剪刀拆除缝线。拆线后用酒精再消毒伤口，无菌眼垫遮盖。

注意事项：皮肤缝线拆除后，嘱患者24h内不要沾水，以免感染。如伤口结痂将缝线粘住，应先用生理盐水棉块浸润后再拆缝。拆线后皮肤有结痂者，嘱患者不要强行揭掉，使其自行脱落，以免遗留瘢痕。

22．电解眼部毛囊技术的注意事项是什么？

电解通电后，如睫毛根部刺入处无白色泡沫溢出，应检查电路是否正常。电解针的方向应紧贴倒睫的根部向毛囊方向刺入，要与睫毛方向一致，否则不能破坏毛囊，反而会伤及附近毛囊，引起新的倒睫。如发生皮下血肿，可压迫数分钟。

23．外睑腺炎切开时的注意事项是什么？

操作时刀刃应背向眼球，以免误伤角膜。手术前、后切勿挤压脓头，以免感染扩散而引起眼眶蜂窝组织炎和海绵窦血栓等严重并发症。切口应与睑缘平行，避免损伤眼轮匝肌。避免在睫毛根部做切口，以防手术后发生倒睫。脓肿未成熟时，不可过早切开，以防炎症扩散。

24. 眶上神经封闭技术的注意事项是什么？

进针时切忌太快，防止损伤眼内组织。消毒时防止酒精进入眼内引起不适。

25. 绷带包扎时的注意事项是什么？

包扎时不宜过紧，以免出现局部循环障碍，引起患者头痛、头晕和不适。绷带勿加压于耳，层次要分明，绕后头部一定要固定在枕骨结节之上，以免滑脱。单眼包扎时，应将患眼完全包住。斜至健侧前额时，不可将健眼遮挡，以免引起患者行动不便。如系儿童，应嘱其注意保持头部相对稳定，防止绷带滑脱。

26. 阿托品眼液的用药指导要点有哪些？

（1）滴眼后可出现口干、便秘、皮肤干燥、皮疹、尿急、皮肤潮红等。

（2）滴眼次数视病情需要而定，滴药后需压迫泪囊部3～5min，以免药液进入鼻腔被黏膜吸收引起全身中毒反应。

（3）青光眼或青光眼可疑者及40岁以上浅前房者慎用。

（4）严格控制药物剂量，尤其在婴儿、儿童及老年人。

27. 内眼手术包括哪些？

内眼手术包括角膜、巩膜、睫状体、晶状体、玻璃体、视网膜手术等。

28. 外眼手术包括哪些？

外眼手术包括眼睑、结膜、泪器、眼肌、眼眶、眼球摘除手术等。

29．如何进行外眼术前的护理？

（1）向患者做好解释工作，解除其思想顾虑，缓解其紧张心理，使其配合手术。配合检查，如胸透、心电图、大小便常规、血常规、眼压、视力、裂隙灯检查、体温、脉搏、血压，如有糖尿病，要监测血糖。

（2）入院常规滴抗生素眼液4～6次/日。

（3）术前个人准备：术前一晚洗头、沐浴、更换病友服、修剪指甲，进手术室前排空膀胱。若行全身麻醉术术前一晚禁食、水8h。

（4）术前冲洗结膜囊，无菌纱布包眼；术前30min，按医嘱给予止血药及抗生素药物。

（5）以半流质饮食为宜，多食易消化、含蛋白质丰富的饮食；多纤维素饮食，以保持大便通畅，如3天无大便，应给缓泻剂。手术后当日可正常饮食，但不宜过饱。

（6）斜视及上睑下垂等整形手术应术前术后照相对比。

（7）术前要控制好高血压、冠心病、糖尿病、肺炎、感冒；如有月经来潮、发热、便秘、腹泻会影响手术。

（8）手术当日应由家人陪同，义齿、贵重物品、饰物，如戒指、耳环、手表等先除下交给家属或医务人员保管。

30．如何进行外眼术后的护理？

（1）术后要卧床休息，尽量放松头部，避免用力憋气或打喷嚏及用力咳嗽，不可用力挤眼或过度活动眼球，勿用手去揉擦术眼；若是全麻术后，未清醒者宜取平卧位，头偏一侧，按医嘱给予吸氧2L/min，备好吸痰器等急救物品和器材。

（2）宜进食易消化、高营养、高维生素的饮食，以增加机体抵抗力，促进伤口愈合；全麻术后的儿童清醒6h后喝少许温开水，不呛咳即可进少许流食或半流食；如患有糖尿病要注意饮食控制，监测血糖变化。

（3）术后可能会出现因手术或麻醉引起的疼痛、恶心、呕吐等胃肠道反应，必要时按医嘱给予止吐药及镇痛剂。

（4）术后需加压包扎术眼，要注意观察敷料是否过紧或过松，有无出血，洗脸时不要弄湿敷料。

（5）局部抗生素眼液点眼，一日 4～6 次，动作要轻柔，不要挤压眼球。注意眼部卫生，不用毛巾或纸巾擦拭术眼。按医嘱给予抗生素及激素全身或局部应用。

（6）眼睑闭合不全者，局部涂大量眼膏保护角膜，以防暴露性角膜炎的发生，并敷上无菌纱布。

（7）双眼包扎者应协助其做好生活护理，及安全措施。

31. 如何进行内眼术前的护理？

（1）做好解释工作，解除思想顾虑，缓解紧张心理，使其配合手术。

（2）配合检查和治疗：常规检查，如胸透、心电图、血、尿、便常规及体温、脉搏、血压，如有糖尿病，要监测血糖。眼睛局部（专科）检查，如人工晶状体度数测量、眼部 A 超、B 超、眼压、角膜内皮计数、角膜地形图、诱发视觉电位（VEP）、视网膜电流图（ERG）、光学相干断层成像仪（OCT）、视力、眼底、裂隙灯检查等。

（3）术前常规滴用抗生素眼液滴眼 4～6 次/日。

（4）以半流质饮食为宜，多食易消化、含蛋白质丰富的饮食；多纤维素饮食，以保持大便通畅，如 3 天无大便，应给缓泻剂。手术后当日可正常饮食，但不宜过饱。

（5）术前个人准备：术前一晚洗头、沐浴、更换病友服、修剪指甲，进手术室前排空膀胱。若行全身麻醉术前一晚禁食、水 8h。

（6）术前一日剪睫毛，术前散（缩）瞳、冲洗泪道和结膜囊，无菌纱布覆盖术眼。术前 30min，按医嘱给予止血药及抗生素药物。

（7）手术当日应由家人陪同，义齿、贵重物品、饰物，如戒指、耳环、手表等先除下交给家属或医务人员保管。

（8）术前要控制好高血压、冠心病、糖尿病、肺炎、感冒；如有月经来潮，发热、便秘、腹泻会影响手术。

32．如何进行内眼术后的护理？

（1）手术当天包盖术眼，告知患者切勿自行将纱布拆开，或用手揉搓术眼。

（2）根据手术要求给予适当卧位。除吃饭、上厕所外，一般都要卧床静养，避免用力摇头、点头、碰撞、震荡头部、低头取物、咳嗽、打喷嚏等，以免引起眼内压升高和前房出血等。

（3）术后正常进食营养丰富、易消化食物，保持大便通畅，防止便秘。

（4）局部抗生素眼液点眼，一日4～6次，动作要轻柔，不要挤压眼球。注意眼部卫生，不用毛巾或纸巾擦拭术眼。按医嘱给予抗生素及激素全身或局部应用。

（5）如出现术眼疼痛剧烈、异物感、流泪等情况，均属正常现象。必要时报告医生给予止痛药物治疗。

（6）3个月内避免过度弯腰及重体力劳动。如伴有全身疾病如高血压、心脏病、糖尿病及肾病的患者，出院后继续治疗，控制症状，防止并发症的发生。

33．颞浅动脉旁皮下注射的要点有哪些？

严格三查八对，患者取平卧位，用安尔碘消毒患眼颞侧皮肤，注射部位选择患者眉梢和外眦角两条延长线相交附近，避开颞浅动脉搏动处，以15°～30°角进针，抽取无回血后，右手推药，左手持棉签在注射区域进行环形按摩。拔针后嘱患者按压注射部位5～10min。

34．颞浅动脉旁皮下注射后应观察什么？

颞浅动脉旁皮下注射后应注意观察患者有无口干、视物模糊、面红等不良反应，及视力、视野及全身情况。

35．颞浅动脉旁皮下注射的注意事项有哪些？

注射时避免针头刺入颞浅动脉，回抽无回血时方可注药，推药速度不可过快，如有不适应立即停止注射。青光眼、心房颤动的患者慎用。

36．剪睫毛的方法及要点是什么？

严格三查八对，协助患者取仰卧，在消毒好的剪刀两片刀刃上涂抗生素眼膏，剪上眼睑睫毛时嘱患者向下看，操作者左手拇指及食指将患者上睑皮分开，使睑缘稍外翻。剪下眼睑睫毛时则嘱患者向上看，操作者左手拇指及食指将患者下睑皮分开，使下睑轻度外翻，右手持弯剪沿睑缘剪睫毛，将剪下的睫毛用棉签擦拭干净，避免掉入结膜囊内。操作时动作应轻柔，切忌损伤患者眼部皮肤，以免影响患者手术。操作完毕，用大量抗生素眼液滴术眼，如有睫毛掉入结膜囊，应立即冲洗结膜囊。

37．血糖仪的使用方法及注意事项有哪些？

从试纸筒中取出一条试纸，按所示箭头方向将试纸插入血糖仪，血糖仪会自动开启。测定显示的密码与试纸筒上的密码相符合，出现试纸与闪烁血滴符号。当血滴符号闪烁时，用75%酒精消毒患者手指尖，用采血针压于患者指尖采血，轻挤压指尖使血液容易流出，使其凝聚成血滴。血滴紧贴试纸尾部反应区，会被自动吸入窗口内。血糖结果于5s后连时间日期同时显示并自动储存。成功测试后，只要把试纸取出，血糖仪会自动关机，丢弃已使用过的试纸。

注意事项：选用与血糖仪相匹配的血糖试纸条，采血部位要交替轮换，以免形成瘢痕，勿将血滴放到试纸顶部。用酒精消毒后要等酒精完全挥发之后再测试，否则酒精会稀释血液，影响结果的准确性。

38．眼球周围筋膜注射技术的注意事项是什么？

进针、拔针时速度要慢，用力不可过大，遇到阻力时切忌强行进针。注射时可能会伤及血管，引起眶内出血，应及时给予加压止血。进针过程中要注意观察眼部情况，如出现眼睑肿胀、眼球突出，提示为出血症状，应立即拔针加压包扎。

（黄少萍　杨　娟）

第十六章

眼科常用检查法

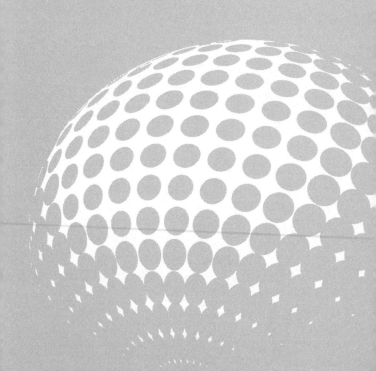

1. 眼科常用检查包括哪些?

（1）眼部功能检查：包括视觉功能检查、对比敏感度、暗适应、色觉、立体视觉、视野、视觉电生理检查、眼压测量。

（2）眼部形态检查：眼附属器检查、眼前节检查、眼后节检查。

（3）眼科影像学检查：角膜地形图、超声生物显微镜检查（ultrasound biomicroscope，UBM）、光学相干断层成像（optical coherence tomography，OCT）、视网膜厚度分析（retinal thickness analyzer，RTA）、共焦图像血管造影（confocal imaging angiography，CAL）、彩色多普勒血流成像（color Doppler flow imaging，CDFI）、眼底荧光素血管造影（fundus fluorescein angiography，FFA）、吲哚青绿脉络膜血管造影（indocyanine green angiography，ICGA）。

2. 眼病患者的症状主要有哪些?

（1）视力障碍：①急性视力障碍，如一过性视力障碍、突发性视力障碍、非真实性急性视力下降等；②慢性进行性视力障碍；③近视力或远视力障碍；④周边视力（视野）障碍，如中心暗点、环形暗点、向心性缩小、偏中心缺损、生理盲点扩大、象限性缺损或偏盲等。

（2）视觉异常：①形觉异常，如视物变形症、大视症和小视症、幻视、飞蚊症、闪光感等；②光觉障碍，包括夜盲、昼盲；③色觉异常，包括先天性色觉异常、后天性色觉异常。

（3）复视和视疲劳。

（4）其他：眼痛、畏光、流泪或溢泪、异物感或不适感。

3. 视功能检查包括哪些?

视功能检查包括视力、视野、色觉、暗适应、立体视觉检查和视觉电生理检查。

4. 视力检查方法有哪些?

视力检查方法包括远视力检查、近视力检查、婴幼儿视力检查。

5. 什么是视野? 视野小于多少者属于盲?

视野是指当眼向前固视某一点时, 黄斑区中心凹以外视网膜感光细胞所能见到的范围。如以中央注视点为中心, 视野半径≤10°, 但>5°时为3级盲, 视野半径≤5°为4级盲。

6. 正常视野的平均值为多少?

正常周边视野平均值: 直径3mm白色视标检查, 颞侧90°、鼻侧60°、上方55°、下方65°; 蓝色、红色、绿色视野依次递减10°。

7. 色觉检查方法有哪些?

色觉检查方法包括假同色图(色盲本)检查、彩线试色法、色觉镜检查、色相排列法。

8. 眼压测量方法有哪些? 指测眼压的记录方法是什么?

眼压测量方法有指测法和眼压计测量法。

指测眼压的记录方法: 眼压正常为Tn, 眼压轻度升高为T+1, 眼压中度升高为T+2, 眼压极度升高为T+3; 反之, 则以T-1、T-2、T-3, 分别表示眼压稍低、较低和极低。

9. 眼压的正常值是多少? 接触性眼压计测量法的注意事项有哪些?

正常人眼压值: $10 \sim 21mmHg$, 双眼眼压相差不超过5mmHg, 昼夜眼压波动范围不大于8mmHg。

注意事项: ①测量前应将注意事项告知患者, 以取得配合。②操作宜轻柔, 暴露角膜时, 手指切勿压迫眼球。测量前要解松过紧的领扣。③先测右眼, 后测左眼, 测量眼压不宜连续反复测量多次, 以免损伤角膜上皮及影响眼压的准确性。④操作时注意勿遮挡另眼视线, 以免影响患者双眼向正前方固视。⑤角膜有损伤、溃疡或急性结膜炎、角膜炎时，通常不宜用接触性眼压计测量眼压。⑥表面麻醉不可用可卡因，因其能散大瞳孔使眼压增高，而影响结果的准确性。

10．眼球突出度的正常值为多少？

我国人眼球突出度的正常值为12～14mm，男性13.76mm，女性13.51mm，平均值13.64mm。两眼相差不超过2mm。

（叶慧群　植凤英）

第十七章

眼科常用检查器械的使用与维护

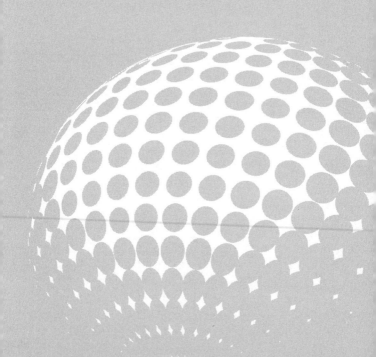

1. 眼科视力表的使用方法是什么？

检查视力一般分为远视力和近视力两类，远视力被检者的视线要与1.0的一行平行，距离视力表5m。如室内距离不够5m长时，则应在2.5m处放置平面镜来反射视力表。进行检测先遮盖一眼，单眼自上而下辨认"E"字缺口方向，直到不能辨认为止，记录下来即可。正常视力应在1.0以上。若被测试者0.1也看不到时，要向前移动，直到能看到0.1为止，其视力则是"0.1×距离/5=视力"。近视力多用"J"近视力表，同样方法辨认"E"字缺口方向，直到不能辨认为止，近距离可自行调整，正常近视力在30cm处看清1.0一行即可。

2. 眼科接触性眼压计的使用方法是什么？

检查前滴上表面麻醉眼药水1～2次后，被检者平仰卧在床上，两眼看正上方的注视灯，亦可看着自己举到距眼前20～40cm高的手指，医生将眼压计的底座轻轻放置在角膜上，根据指针所示和作用的砝码变量从对照表即可查知该眼的眼压值。另一种方法是在滴表面麻醉眼药水后坐在裂隙灯前，检查者通过测压计头接触角膜时所见，可在刻度上直接读出眼压值。

3. 眼科视野计的使用方法是什么？

（1）周边视野检查法：①被检查者颏部固定于视野计的下颌托上，检查右眼时，右眼必须注视视野计中心白色注视点，遮盖左眼。②检查者将视标沿视野计弧由周边向中心缓慢移动，当被检者看到视标时，即记录其度数于图上。③用同样方法测量各个经线度数。最后将各经线点连接起来，就是该眼的视野范围。

（2）中心视野检查法：①让受检者坐在黑色绒布屏前1m处，遮盖一眼，被检眼向前注视屏中心的注视点，用1～5mm直径的白色视标。②先测出生理盲点的位置和大小，然后将视标沿上、下及鼻、颞侧上、下共8个经线方向，自周边向注视点移动，测定视野中有无暗点或视野缺损。如在移动过程中受检者忽然说看不见或看不清视标时，则以大头针插在绒布屏上作为标记。③最后转录在中心视野记录卡上。

4. 眼科裂隙灯显微镜的使用方法是什么?

（1）协助患者摆好姿势，双眼平视前方。医生调整裂隙灯镜头位置，开始检查并记录时间。

（2）裂隙灯检查由外向内的基本检查顺序是：眼睑—睑缘—睫毛—泪器—睑结膜—球结膜—结膜囊—角膜巩膜缘—泪膜—角膜—前房—前房角—虹膜—瞳孔—后房—晶状体。

睑缘及睫毛：①观察时把裂隙灯调为弥散光；②在镜头光圈调为"小"时，裂隙灯的光强调为"中度"；③光源角度为"左右各45°"；④裂隙灯放大倍率应调为"低倍"；⑤观察顺序为从鼻侧到颞侧；⑥检查时嘱患者向"正前"看；⑦检查时间应控制在5～8s之间。

泪器：①检查时把裂隙灯调为弥散光；②在镜头光圈调为"中"时，裂隙灯的光强调为"中度"；③光源角度为"颞侧45°"；④裂隙灯放大倍率应调为"低倍"；⑤检查时嘱患者向颞侧看；⑥应观察到患者的上泪小点和下泪小点；⑦检查时间应控制在4～8s之间。

泪膜：①检查时把裂隙灯调为弥散光；②在镜头光圈调为"大"时，裂隙灯的光强调为"中度"；③光源角度为"颞侧45°"；④裂隙灯放大倍率应调为"低倍"；⑤嘱患者向前看（观察泪膜破裂时间：嘱患者用力眨一次眼后开始计时，直到泪膜破裂或再次瞬目为止）；⑥应观察到患者的泪膜是否完整，以及泪膜破裂时间；⑦检查时间应控制在8～18s之间。

结膜：①检查时先把裂隙灯调为弥散光，看一下睑结膜的整体情况，然后再将裂隙灯的灯光调为裂隙光，从患者鼻侧到颞侧细致检查1～2遍（睑结膜需翻转上睑才能看清）；②在镜头光圈调为"小"时，裂隙灯的光强调为"中度"；③光源角度为"45°"；④裂隙灯放大倍率应调为"低倍～高倍"；⑤检查上睑结膜时嘱患者向下看，检查下睑结膜时嘱患者向上看；⑥翻眼皮时注意手法，如怀疑有充血、乳头或滤泡应放大倍率观察；⑦检查时间应控制在8～14s之间。

角膜：①检查时把裂隙灯调为裂隙光，调整裂隙灯光源的角度、宽度，从患者的鼻侧检查到颞侧，从角膜上皮层观察到角膜的基本厚度；②检查时间应控制在10～20s之间；③检查时应不时地嘱患者眨眼以观察患者泪膜情况；④角膜上皮检查，光源角度为"45°"，中等强度；⑤角膜基质检查，光源角度为从鼻侧到颞侧，裂隙宽度2mm，中等强度；⑥角膜内皮检查，光源角度为从鼻侧到颞侧，裂隙宽度2mm，中等强度。

前房：①检查时把裂隙灯调为裂隙光，裂隙光线取窄光源；②在镜头光圈调为"大"时，裂隙灯的光强应调为"高度"；③裂隙灯裂隙的宽度（约2mm），选择不同角度；④裂隙灯放大倍率应调为"低倍～高倍"；⑤检查时嘱患者向前看；⑥由鼻侧到颞侧，再由颞侧到鼻侧观察前房情况；⑦时间为5～9秒。

虹膜和瞳孔：①将裂隙光聚焦在虹膜上；②先选择弥散光观察虹膜整体情况，再调窄裂隙观察具体细节；③在镜头光圈调为"中"时，调节裂隙的强度，观察瞳孔在光照下的反应；④光源角度为"从颞侧45°照射"；⑤裂隙灯放大倍率应调为"低倍"；⑥检查时嘱患者向前看；⑦观察患者虹膜形状，强光刺激瞳孔看是否有收缩；⑧时间为3～8s。

晶状体：①检查时把裂隙灯调为裂隙光；②在镜头光圈调为"大"时，裂隙灯的光强应调为"高度"；③裂隙灯光源的角度"左右各10°～45°"；④裂隙灯放大倍率应调为"低倍～高倍"；⑤检查时嘱患者向前看；⑥裂隙灯裂隙的宽度为2mm，裂隙灯取窄光源，对准瞳孔区，将焦距对准晶状体扫描瞳孔区，观察晶状体情况；⑦时间为9～15s。

5. 眼科直接检眼镜的使用方法是什么？

（1）检查应在暗室内进行。

（2）患者坐于比一般椅子略高的位子上。

（3）按先右后左的次序检查被检眼。

（4）持检眼镜法：食指放在眼底镜镜片转盘上，以便随时调整镜片的屈光度。拇指及其余三指握住眼底镜手柄。

（5）检查姿势：检查者右手持直接检眼镜，站在患者的右侧，用自己的右眼，观察被检查者右眼。

（6）将检眼镜上的镜片调整到"0"，并将检眼镜的发散光投射向被检眼瞳孔。检查者从检眼镜头端的窥孔中看出，可见被检眼瞳孔区中的眼底反光发亮呈橘红色。

（7）检查者持检眼镜靠近被检眼，并将检眼镜上的镜片调整到黑色号码"8～12"，可以放大观察玻璃体浑浊度。

（8）以被检者瞳孔为中心弧形移动检眼镜，可以观察到更周边的眼底。

6. 眼科间接检眼镜的使用方法是什么？

（1）受检者散瞳后，取坐位或仰卧位进行眼底检查。检查者一般用左手持物镜，并用左手无名指协助分开受检眼眼睑，固定于眶缘。右手不持巩膜压迫器时，用其中指辅助牵开受检眼眼睑。

（2）先以弱光线从眼底中周部开始检查，以便用较强光线查眼底后极部时，受检者可以较好地配合。

（3）根据屈光间质浑浊程度调整检眼镜的照明强度，根据瞳孔大小选择不同直径照明光斑，根据眼底病变情况选择不同度数的非球面镜。

（4）检查眼底时，先在物镜中心找到以视盘为中心的眼底后极部。

7. 眼科电脑验光仪的使用方法是什么？

（1）打开电源开关。

（2）使患者处于舒适体位。

（3）调整颌托及其高度，使患者眼角与颌托架上的高度标记保持水平。

（4）调节操纵杆，使患者眼睛处于显示中心。

（5）嘱患者盯住红色视标，此时屏幕上显示，对准标记，按压手柄上的按钮，即测得数据，连续5次。

（6）打印结果。

（7）关闭开关。

8．眼科综合验光仪在使用中有哪些注意事项？

（1）当不使用仪器时，盖上防尘罩防尘。

（2）应把仪器放于干燥、通气且无尘的地方保存。

（3）镜片脏时，应用镜头纸轻轻擦拭，如还擦不掉，用软的棉布加一点酒精来擦拭。测试窗脏的时候，要认真清洁。检测者一侧，用上述方法擦拭。特别是被检者一侧，先用附件盒里的片状螺丝刀逆时针卸下外罩，然后再清洁。如果不按规程严格操作，会使防尘镜片擦花，而看不清投影视标，严重影响验光结果。

（4）正常使用时无须特殊检查或服务。但是，当在特别低的温度中使用时，各旋钮或拨盘可能变重。这是因为内部有润滑油的缘故，不是任何机械问题。当温度恢复正常时，一切将正常。为避免上述不便，应保证仪器在室温下使用。因使用条件或环境的关系，仪器的定期清洁保养也是必要的。但一般来说，3年或4年才需要专业工程师做一次全面彻底的保养服务。

（5）清洁球镜片、柱镜片及辅助镜片的操作：①用附件盒里的片状螺丝刀去掉被检者一侧检测孔上的防尘玻璃罩；②转动球镜粗调和细调旋钮及柱镜钮，设定在0位置；③把辅助镜片钮设定在0位置；④轻轻转动球镜镜片细调盘及粗调旋钮，一片一片地清洁镜片灰尘；⑤柱镜片及辅助镜片的清洁操作同球镜片。

（6）综合验光仪属精密仪器，在操作各旋钮、拨盘、调节杆时一定要轻，不可用力过大或过猛，以免损坏仪器。

9．眼科角膜内皮计数仪的使用方法是什么？

（1）打开电源开关。

（2）使患者处于舒适体位。

（3）调整颌托及其高度，使患者眼角与颌托架上的高度标记保持水平。

（4）手握着操纵杆，把主体完全拉到操作者这边。

（5）利用操纵杆使用权主体横向、垂直的移动，要让右眼的前节部在屏幕的中心显示出来。

（6）指导患者盯着闪烁光。让主体向着患者的方向移动一点，反射在瞳孔上的模糊的标准点显示出来。

（7）看着屏幕，横向、垂直地移动主体，以便把反射在瞳孔上的标准点放入校准圈中。

（8）把校准点保持在校准圈中，同时让主体向患者方向一点点移动，当主体接近前节部到了一定的距离，校准线和"Forward"在屏幕上显示出来。

（9）按控制面板上的"SELECT"钮，或点击屏幕上的"EXIT"图标，返回前节部观察屏，可以拍摄下一张照片。分析角膜内皮细胞数并打印结果，关闭开关。

10．眼科前置镜的使用方法是什么？

检查前充分散瞳，被检者舒适地坐于裂隙灯前，左手持前置镜，右手操作裂隙灯，镜距角膜前 2～3mm，裂隙光宽1mm，置裂隙灯0°（正中位）垂直投射光源，嘱患者转动眼球，透镜轻微移动，倾斜方向，可更广泛地观察眼底。

11．眼科 A 超、B 超的使用方法是什么？

（1）眼科 A 超使用方法如下。

① 指导患者平卧在检查床上，头朝检查者，必要时垫一小枕。

② 将表面麻醉药一滴滴在结膜囊内，75%酒精棉签消毒探头，待干。

③ 按A-B超键盘F6键，进入A超检查，根据患者情况按F2键选择检查类型，按F3选择测量模式，按F8键选择眼别。踩脚踏进入测量界面。

④ 一手的拇指及食指分别撑开被测眼的上下眼睑。注意不能对眼球施压。对于睑裂小、角膜暴露不完全的患者可用开睑器。

⑤ 另一手持探头，手持部位距离前端不得少于5cm，减少对被检眼施加的压力。测量过程中始终保持探头垂直居中于角膜中心。测量者不得将视线转移，以保持测量的稳定性。若测量时数据不好获取，可能是患者晶体很浑浊、玻璃体浑浊或高度近视眼，此时可垂直移动滚球来提高增益，以利于数据的获取。

⑥ 仪器自动获取10组值后，可按F3（Result screen）进入数据分析界面，按TAB键在各组数据间移动，可按F3（Ignore）筛选数据，重点观察前房深度及晶体厚度。如果机器自动标定不准确，可按F6键返回进行手动调整，按右键切换闪烁光标，选择所要移动的光标闪烁后，在按住左键同时移动滚动球来移动光标位置。

⑦ 选定测量结果后，在数据分析界面按PRINT键，听到"嘀"的一声后，打印结果。

（2）眼科B超使用方法如下。

① 患者平躺，轻闭眼，眼睑皮肤涂偶合剂。

② 将探头置于眼睑上。沿角膜缘各钟点位置，分别对眼球、眼眶进行横切、纵切扫描，最后进行轴切扫描。

③ 发现病变后要采用特殊方法进行检查，要显示其位置、形状、边界、范围、内回声等，对眼眶病变要观察视神经、眼外肌、眼上静脉等，从多个角度、多个层面观察病变，以便获得一个三维印象。

④ 检查眼球赤道部前的眼内病变时，需嘱受检者眼球转向与探头相反方向，以便观察眼球周边部。

⑤ 检查眼球赤道部前的眶内或眼睑病变时，可用探头直接

接触病变表面的皮肤。

12. 眼科眼底照相仪如何进行维护?

（1）物镜的清洁：使室内变暗，把上下选择开关设定在"LOWER"，把普通彩色摄影钮设定在"7"，在物镜前面稍斜的方向观察物镜，任何污渍都能被看得清楚，用橡皮球吹走物镜表面的尘土和杂物，注意不要接触镜头，如果沾上手指印和油，用清洁的纱布（洗过晾干了的）蘸上混合溶液（2份乙醇和8份乙醚混合而成的）从中心开始逐圈扩大轻轻擦拭镜头表面。如有必要可反复擦。不要在镜头表面上擦灰尘或粗糙地擦，这样会造成表面划痕。如果污渍很难去除应联系销售商。

（2）用拧干的湿布清洁仪器表面，如需要可蘸少许温水或中性洗涤剂。用挥发油、稀料、乙醚、汽油等可造成仪器脱色或损坏。

（3）严禁将机器拆开维修，如有特殊情况应与公司医疗用品管理部或产品供应商联系。

13. 眼科角膜地形图的使用方法是什么?

（1）开机后将患者的姓名、年龄、性别、诊断等输入计算机。

（2）患者取坐位，下颌放在下颌托上，用头带固定头位。

（3）嘱患者受检眼注视角膜镜中央的固定灯光。此灯光在不同机器有所不同，可能持续或闪烁，可能红色或绿色。

（4）检查者操作角膜地形图仪把手，使显示幕上的交叉点位于瞳孔中心，即使角膜镜同心圆中心点与瞳孔中心点重合，并调整好焦距，使显示幕上的Placido盘同心圆影像清晰，再压按钮使图像固定。在摄影前应嘱咐患者眨眼数次使眼表反光均匀。在摄影时应嘱咐患者双眼同时睁大。每一患者可做多次，选择最佳影像进行分析。

（5）检查者根据需要选择显示角膜图像。在显示图像的显示幕内除了角膜地形图编码图以外，还有关于此图像的一些其他资料，医师可以据此进行分析，对患者角膜前表面进行评估。

14. 眼科视觉电生理仪的使用方法是什么，如何进行维护？

（1）操作者打开电源开关，启动视觉电生理检查仪，输入患者信息，根据临床要求选择相关的检查项目。

（2）做好患者的知情解释工作：护士应耐心细致地给受检者讲解检查的有关事项，让其了解检查方法及程序，以及暗适应的必要性，解除患者的紧张情绪，使其积极主动地配合，嘱其在检查中要集中注视，不要左右环顾，尽量睁开眼睛，减少瞬目。

（3）调整室内光线，让受检者先暗适应15min，检查室内的光线宜暗，避免强光刺激。

（4）ERG检查前要充分扩瞳，要提前测量眼压，防止扩瞳后眼压升高，受检者端坐，下颌放于闪光刺激器的支架上，双眼同时注视闪烁光，EOG闪光VEP检测同ERG；图形VEP检查时，受检者视力须有0.1以上，坐在刺激器前1m处，眼睛平视固视全视野刺激的固视点。

（5）ERG电极正极的安放：下睑外1/3处，尽可能地贴近睑缘，地极应连接到前额中部或一些其他的中性位置。VEP检查时正极安放在枕骨粗隆上1.5～2.0cm，参考电极置于前额发际处。

（6）仪器维护：仪器需专人定期保养，不宜随意搬动，每次检查完毕要及时关闭电源，擦干净电极，盖上保护套，严格操作规程，使之处于良好的工作状态。

15. 眼科眼内激光治疗仪如何进行维护？

（1）物镜的清洁：注意不要接触镜头，如果沾上手指印和油，应用清洁的纱布（洗过晾干了的）蘸上混合溶液（2份乙醇和8份乙醚混合而成的）从中心开始逐圈扩大轻轻擦拭镜头表面。如有必要可反复擦。不要在镜头表面上擦灰尘或粗糙地擦，这样会造成表面划痕。如果污渍很难去除应联系销售商。

（2）用拧干的湿布清洁仪器表面，如需要可蘸少许温水或中性洗涤剂。用挥发油、稀料、乙醚、汽油等可造成仪器脱色或损坏。

（3）严禁将机器拆开维修，如有特殊情况应与公司医疗用品管理部或产品供应商联系。

16. 眼科非接触眼压计的优点有哪些?

检查前无需滴用麻醉眼药水，通过仪器发出的气流冲击角膜，即可在荧光屏上显示出眼压值，并可打印在纸上。此法无需直接接触眼角膜，操作甚为简单安全，无任何发生损伤的可能，而且，因为不接触眼球，不会引起交叉感染，在红眼病流行期间，不会由于测量眼压而传染上红眼病，这是非接触眼压计最突出的优点。

17. 眼科OCT的使用方法是什么?

OCT的检查程序分两部分：图像扫描和图像分析。

（1）图像扫描：小瞳孔下即可进行检查，也可以滴用散瞳药散大瞳孔后检查。请受检者坐在OCT裂隙灯显微镜前，将镜头对准被检眼。嘱受检者用被检眼注视内固视点，或对侧眼注视外固视点，调节内、外固视点，直至在眼底成像监视器上获得扫描部位的清晰眼底图像及OCT扫描线或环。开始扫描后，上下调节OCT控制面板上的操纵杆，直至在电脑监视器上显示出扫描部位的OCT图像，冻结图像，储存。

（2）图像分析：选取需要分析的图像，根据扫描部位和拟分析的组织层次，选择相应的分析工具。

18. 眼科弱视治疗仪（BS）的使用方法是什么?

（1）按病情选用合适的眼科弱视治疗仪（也可按医生建议选用）：①病情轻者，一般散光性弱视，选用BS第1～2代或BS非光刷类弱视仪；②病情较重者，300～400度散光、屈光参差、间歇性斜视、带近视的弱视等，宜用BS第3～4代复合仪（有飞点阈值视标、移动色光等高精增视功能及防近视功能）；③难治性弱视（见弱视原理），选用第4～5代复合仪（最好用强化型仪，有双焦飞点、RGB移动色光、斜面及实体立体等强化增视功能，可个性化定制）；④斜视手术后（见弱视原理），选用BS-2A立体增视仪或3D弱视仪（斜视型，有系统的双眼单视康复训练功能防复发）；⑤近视性或近视散光性弱视，建议选用3代以上有远化镜及灵敏度等防近视功能的弱视仪；⑥优先选用双目式弱视仪，其比单目仪省时一半、效果好一倍以上，并有助建立立体视觉。

（2）搭配使用直接和间接增视功能：充分发挥互补增效作用，如光刷（间接）+等级精细视力（直接）；红闪+手脑眼协调；或按医生的安排搭配使用。

（3）高度注意力集中：这是提高疗效的关键。一般小孩能保持注意力集中的时间是10～20min，每次治疗宜控制在15min内。治疗时可用糖果或玩具等引诱小孩注意力集中。

（4）难治性弱视每天最好做一次飞点视力（3代以上）训练：它是目前增视效果最好的功能，可360度兴奋视细胞，使小孩视力像爬细小楼梯一样逐步增加。

（5）一般弱视每天治1次，选2～3个功能治疗10～15min；疑难弱视每天最好治疗3次以上。短时多次的疗效好过多时一次的疗效。

19. 眼科同视机的使用方法是什么？

（1）测量他觉斜视角：检查前戴矫正眼镜，调整颌台高度、瞳孔距离，使两侧镜筒适合眼的高度。将镜筒臂移到"0°"处，并将一对同时知觉画片置于左右镜筒光源，如狮子和笼子。将斜视眼侧镜筒转移到和其视线相一致位置上，注视眼镜筒固定于"0°"处。然后交替点灭光源，注意观察眼球运动情况，调整镜筒臂，令左右眼单独注视各自画片至两眼都不见有眼球移动，此斜眼侧镜筒臂所指的度数即为他觉斜视角。如一眼视力不良，不能固视画片，或因偏心注视不能用中心窝固视时，可根据角膜反射点确定斜视角，此时可取下镜筒的乳白色玻璃和画片。这种情况无法排除Kappa角的误差。有眼球震颤或其他固视动摇情况时，也不能准确地侧出他觉斜视角。尽管镜筒上有+7D接目镜消除其调节，但画片和眼睛距离很近，由于心理因素仍可出现近感性集合。因此，在内斜视情况下测得的度数比实际度数要大，外斜视时其度数要小。幼儿注意力不集中时，可选用任何引起其注意力的画片，并耐心启发患儿，使其合作。

（2）测量自觉斜视角：用同时知觉画片，如狮子和笼子，将注视眼镜筒固定于"0°"处，令被检者手持另侧镜筒手柄，将狮子装入笼子中，此时镜筒臂所指的度数即为自觉斜视角。如果两个画片不能重合时，说明无同时视功能，其表现有两种情况：一种是只看到一侧画片；另一种是看到两个画片但不能重合。仅仅单眼注视到画片，一般有两种情况；一种可能是由于患者有水平或垂直斜视，目镜的角度与斜视的角度不一致，患者不能看到画片，这时要调整好目镜的角度与患者的斜度相一致；另一种可能是单眼抑制。

（3）同时知觉功能检查：首先用同时知觉画片进行同视机检查，令患者注视一侧画片，用运动手柄推动另一侧目镜，使两张画片重叠，这个角度一般是患者的自觉斜角，医生通过交替点灭法，观察角膜反光位置，来判断患者自觉斜角与他觉斜角是否相同，如果相同，说明患者有正常视网膜对应，再进行融合范围及立体视检查；如果不同，说明患者没有正常视网膜对应。自觉斜视角与他觉斜视角相差在5°以下者可认为正常。

（4）融合功能的检查：使用二级画片，10度画片用于周边融合功能检查，3度画片可用于中心凹融合功能检查。检查前，使患者认清两张图形的特点，然后移动镜筒，至两张画片重和，此时将机器锁住，并使之产生两臂等量的集合和分开，转动旋钮直到两张画片不再重合，就是其集合和分开的最大限度，也就是融合范围。正常融合范围：集合平均为25°～30°，分开为4°～6°，垂直分开为$2^{\triangle}$～$4^{\triangle}$，旋转为15°～25°。

（5）立体视的检查：立体视是一项具有深度感觉的高级视功能，临床上多采用二维视标测定。其种类繁多，有些属定性检查，有些属定量检查，它可测出立体视觉的灵敏度，以秒弧度为单位，度数越小，灵敏度越高。选择自觉斜角，先用视差较大画片进行检查，逐渐过渡到视差较小的画片，这样可以检测出真正的立体视锐度。把两张立体视画片放入插片盒内，双臂摆在融合点附近，以便形成立体视觉，患者能够自然地产生立体视无须医生提示，如果医生提示，仅用一眼看到的物象也可能产生一定深度印象。

（6）对于麻痹性斜视患者，为寻找麻痹肌及亢进肌，应进行9个诊断眼位的检查，由于同视机能使患者头部固定，器械上又装有使镜筒向9个不同注视方向转动的旋钮，所以可以把患者的视线指向任何方向，准确地检查出自觉斜角和他觉斜角。后天性新鲜的麻痹性斜视，依据同视机检查结果，能很快地识别麻痹肌。先天性麻痹斜视，由于发病较早，许多病例往往合并继发改变，单纯依据同视机检查结果不能准确判断其麻痹肌与亢进肌，必须结合眼球运动、复视像、Hess屏等综合分析，做出合理的诊断。

20. 眼科眼球突出计的使用方法是什么？

测量时，测者与受检者对面而坐，将突眼计测量器上切迹处嵌于受检者颞侧眶缘，嘱其向前直视，此时由两平面镜中看到的角膜顶点所对的值即为眼球突出度。同时由平杆上刻度得知两眼眶距的值，记录眶距及各眼球突出度值。追踪观察时，应取同一眶距。

21. 眼科显微器械如何进行维护？

（1）眼科显微器械应放在光线充足、通风良好的地方，保持环境干燥，避免潮湿阴暗，防止生锈。

（2）显微手术器械应与普通手术器械分开存放、清洗、消毒和处理，并指定专人负责保管，有条件最好固定专人使用。显微手术器械不要重叠放置，以免损伤前端工作部分。其前端工作部分应用适宜径的硅胶套管保护。

（3）显微手术器械清洗完毕应放置在专用的器械盒内，且在清洗、消毒、运送过程中，要小心轻放。

（黄少萍　杨　娟）

下 篇

耳鼻咽喉科护理细节问答

第一章

耳鼻咽喉科的建制与管理

1．耳鼻咽喉科护理学的范围包括哪些？

耳鼻咽喉科学是研究耳、鼻、咽喉诸器官以及相关的气管、食管、颈部等部位的解剖、生理、病理和临床疾病的预防与治疗、功能康复与重建等方面的临床二级学科，耳鼻咽喉科护理学是临床疾病防治和促进康复的重要组成部分，是耳鼻咽喉专科基础理论、基本技术和护理学基本知识与技能的有机结合。其范围涉及听觉、平衡、嗅觉诸感觉器官与呼吸、吞咽、发音、语言等运动器官疾病，分为耳科疾病护理、鼻科疾病护理、咽科疾病护理、喉科疾病护理、气道食管异物护理，以及耳鼻咽喉特殊性炎症与职业病护理。近年来，随着学科范畴逐渐向耳鼻咽喉-头颈外科拓展，颅底、颈部及上纵隔等周围邻近器官疾病的护理亦逐步纳入耳鼻咽喉科护理学范围。

2．耳鼻咽喉科护理的任务是什么？

（1）基础护理：为身患耳鼻咽喉疾病的患者提供基础护理，包括满足患者的生理、心理、安全、舒适和生活需要的操作和技术，如清洁、饮食、活动和交流的技巧等，以及满足疾病诊断治疗需要的各项护理技术操作，例如各种注射方法或配合医师进行各项诊断检查等。

（2）专科护理：运用耳鼻咽喉科专科护理知识和技能，为患者提供个体化的、专业的治疗及护理措施，以帮助患者减轻身心痛苦，改善健康状况，提高生活质量。

（3）健康宣教：为耳鼻咽喉科患者提供维持或增进个体健康所需要的知识及资源信息，增强其自理及自护的能力，以帮助患者维持最佳健康水平或健康状态。

（4）护理科研：在日常的工作中开展护理科研工作，注重理论的探讨、护理实践的提高和改进，运用科学数据来指导临床护理实践，促进耳鼻咽喉护理学科的发展。

3．耳鼻咽喉科护理工作的特点是什么？

（1）耳鼻咽喉部疾病急症多，症状变化快，常见的有：鼻、咽部大出血；咽喉、气管及食管创伤、异物；喉梗阻；急性咽炎、会厌炎等。由于耳鼻咽喉诸器官的解剖生理特点，这些急诊的最大威胁是可能造成呼吸道阻塞而危及生命。这要求耳鼻咽喉科护士具有扎实的专科理论知识，敏锐的观察力，能采取有效措施抢救患者。

（2）耳鼻咽喉科专科治疗操作多，护理技术细致复杂，如上颌窦穿刺冲洗、鼓膜穿刺抽液、外耳道冲洗、鼻腔冲洗、鼻窦负压置换等技术，护士除具备娴熟的基础护理操作技能外，还要正确熟练掌握各项专科治疗操作技术，以达到帮助患者治疗的目的。

（3）随着学科向耳鼻咽喉-头颈外科发展，收治病种日趋复杂，手术难度越来越大，对护理的要求亦越来越高。耳鼻咽喉各器官所在部位多深在腔洞，且腔小洞深，对手术野的照明放大、精密仪器的使用及手术技巧有较严格的要求。护士要准确地做好术前准备及术后护理，熟悉专科手术后观察与护理要点，防止术后并发症的发生。

（4）耳鼻咽喉科患者住院时间短，出院时许多治疗并没有结束，需要患者和家属回家后继续自行治疗，如鼻腔冲洗、滴鼻、滴耳、气管套管的自我护理等。护士需熟练掌握健康宣教知识及技巧，根据患者病情特点，运用语言、文字、示范等不同教育方式，教会患者和家属相关知识和技能，以提高患者自理及自护能力。

（5）耳鼻咽喉科患者因疾病原因易产生心理障碍、性格改变，甚至过激行为。某些疾病如癔症性失声、伪聋、幻听等均与患者的不良心理状态密切相关。作为一名耳鼻喉科护士，要善于体察患者的心理和情绪，了解患者是否有不良心理反应，细心倾听患者的主诉，通过耐心详细的解释、行之有效的鼓励和安慰、言语暗示等方法，帮助患者解除心理障碍，树立信心，促进康复。

4．耳鼻咽喉科护士的角色包括哪些？

（1）健康照顾者：护士运用整体护理理念，依照护理程序为患者提供护理服务，以帮助患者减轻病痛、恢复健康。通过对耳鼻咽喉科患者全面的护理评估，结合诊疗方案，为患者制订个体化的护理计划，评价护理措施的实施效果，通过有效的护理干预，满足患者生理、心理、社会各层次的需要，促进康复。

（2）教育咨询者：护士运用治疗性的沟通技巧，为患者及其家属提供疾病相关知识信息，根据患者诊断、治疗、康复各阶段情况制定教育计划，提供安全的、相关的健康教育及咨询，促进和改善患者的健康态度和健康行为。护士还承担教育培养耳鼻咽喉科实习护生和新护士的角色。

（3）协调者：患者所获得的照顾来自于各种不同的健康专业人员和非专业人员，护士需要与有关人员进行联系与协调，使诊断、治疗、护理工作得以顺利进行，保证患者获得最适宜的整体医护照顾。包括向医务人员提供患者身体、心理、社会等方面信息；及时反馈诊疗方案实施过程中的各种信息；联络多学科小组成员，协调患者的各项诊治工作；组织患者之间的沟通交流。

（4）研究者：护士用创新的思维、科学的方法解决临床工作中护理实践、护理教育、护理管理、护理伦理等各领域的问题，不断改进护理服务方式，推动耳鼻咽喉科护理学的发展。

（5）管理者：护士对日常护理工作进行合理的计划、组织、协调，合理利用各种资源，提高工作效率，并自觉参与护理常规工作流程的质量管理与控制，以保证为患者提供优质的服务，并不断促进护理质量的提高。

5. 耳鼻咽喉科护士应具备哪些方面的素质？

（1）道德素质：热爱护理事业，恪守职业道德，关爱尊重患者，充分理解患者的感受，具有强烈的责任感和同情心；遵章守纪，慎独自律；仪表端庄，语言规范；互尊互助，团结协作。

（2）心理素质：具备良好的性格，独立的思维能力，积极而稳定的意志力，迅速而准确的判断力和恰当的语言表达能力。

（3）身体素质：具有健康的体魄、文雅大方的仪表和饱满的精神状态，善于自我调适，保持身心健康。

（4）业务素质

① 具备扎实的专科理论知识和娴熟的专科操作技能：耳鼻咽喉科疾病范围涉及头颈部、上呼吸道及上消化道，对听觉、平衡、嗅觉、呼吸、吞咽、发声、语言等功能均有影响，其护理领域广博且独特，要求护士必须具有全面扎实的专科理论知识，以便为患者提供安全、有效的护理服务。护士还应熟练掌握各种专科操作技术，如滴鼻、滴耳、鼻窦负压置换、鼻腔冲洗、上颌窦穿刺冲洗、鼓膜穿刺抽液等，以帮助患者减轻病痛，促进康复。

② 具备敏锐细致的观察力和敏捷准确的急救能力：耳鼻咽喉科急诊多，病情发展快，甚至可能危及患者生命，如急性会厌炎、喉水肿、喉肿瘤、喉外伤、气道异物等，常可引起喉阻塞或喉痉挛；鼻咽癌放疗后大出血的患者，如不及时救治，可导致失血性休克、昏迷，甚至死亡。护士需观察敏锐，根据患者的症状和体征及时发现病情变化，并迅速采取准确有效的急救措施，以挽救患者的生命。

③ 具备一定的教育和管理能力：耳鼻咽喉科疾病通常住院时间较短，患者在短期内要了解疾病的治疗、用药、饮食、检查、手术、康复等多方面的知识，需要护士科学合理地安排宣教内容，设计以疾病为线索的健康教育指导路径，针对不同文化层次、不同接受能力的患者，采取适宜的教学方法，使患者掌握相关知识，更好地配合治疗和护理。

6. 耳鼻咽喉科门诊管理有哪些要求？

（1）耳鼻咽喉科门诊诊室管理

① 开诊前检查并添补诊疗台上的各种常用检查器械、药品和敷料，备好各种办公用品，并按固定位置放好。检查综合治疗台性能，备好洗手液、污染器械桶，医疗废物与生活垃圾分类放置。

② 指导患者填写门诊病历首页信息，做好分诊工作，维持良好的就诊秩序，保证患者隐私权不受侵犯。按预约时间合理安排预约就诊患者。对老弱、幼小患者应安排优先就诊。

③ 对急重症患者如外伤、鼻出血、呼吸困难、耳源性并发症等安排提前就诊，并密切配合医师做好救治工作。

④ 做好卫生管理，保持诊室清洁卫生。

（2）耳鼻咽喉科门诊治疗室管理

① 做好治疗前的各种准备工作，包括各种无菌器械、敷料、药品等，各种治疗用品放置有序。各种消毒液配置符合规定，定点放置，标记清晰。

② 按规范着装，做好洗手、消毒、清点物品以及检查设备等工作。

③ 治疗前做好患者的核对，发现疑问及时与医生联系。向患者详细讲解治疗中有关注意事项，并调整患者的心理状态，以便确保配合治疗。损伤性的检查应事先检查有无签署知情同意书，治疗结果记录于病历卡并签名。

④ 治疗过程中严格执行操作规程，遵守消毒隔离规范，防止交叉感染。密切观察患者病情变化及设备运行情况，不得擅自离开岗位，以确保治疗安全。如患者出现病情变化和设备故障，应立即报告医师及有关设备管理人员，并采取积极措施处理。

⑤ 治疗结束后再次核对患者信息，反复询问治疗感觉，交待回家后的注意事项，进行相关预防保健知识宣教。

⑥ 治疗室内配备急救车、氧气、吸引器等抢救物品及诊疗床，以备治疗过程中患者发生意外时抢救用。定期检查急救药品、抢救器械及贵重仪器是否齐全、性能是否完好。平时注意对设备进行维修和保养，发生严重故障，及时报告和维修。

⑦ 保持室内清洁卫生，做到物品定位，摆放有序，取之方便，及时消毒，污物及时清理。

7. 耳鼻咽喉科病房管理有哪些要求?

病房管理的目的是为患者提供一个安全舒适的就医环境，使患者安心配合治疗，解除患者疾苦，使其早日恢复健康。应做好病区环境管理及患者安全管理。

（1）病区环境管理：以人为本，科学管理病区，为患者提供安全、舒适、整洁、安静的治疗和休养环境。病房内物品摆放整洁，放置合理，病区走廊、洗手间、浴室等配备防滑、防烫伤等安全设施及标志，防止患者意外伤害。办公区域规范整齐，按五常法管理要求分工负责，即常组织、常整顿、常清洁、常规范、常自律，保证医疗护理工作顺利进行。诊疗区域由专人管理，专科检查室备好各种耳鼻喉科专科检查器械、敷料、药品、各种无菌包等，并备好氧气、吸引器等抢救物品，以利于患者检查或换药时突发病情变化时备用。

（2）患者安全管理：落实患者十大安全目标，并针对耳鼻咽喉科病房急症多、病种杂的特点，完善各项专科疾病护理常规，制定急、危、重症患者抢救流程，定时组织护理人员学习，强化护士的急救意识。按照优质护理服务要求，运用护理程序为患者提供系统的、连续的整体护理，正确及时地为患者进行各种治疗，做好手术前后的各项护理工作及健康教育，传播自我护理知识和技能，满足患者各种生理和心理的需要。及时观察治疗效果、病情变化，做好护理记录，为医生诊治提供准确信息，保证患者住院期间的安全，促进住院患者的康复。

8．耳鼻咽喉科护理学的发展趋势如何？

（1）专科护理领域不断拓宽：随着科技的进步与发展，医学各科相互渗透和促进，耳鼻咽喉科学的范畴逐渐向耳鼻咽喉-头颈外科学拓展，耳显微外科、耳神经外科、侧颅底外科、听力学及平衡科学、鼻内镜外科、鼻颅底外科、头颈外科、喉显微外科、嗓音与言语疾病科、小儿耳鼻咽喉科等的出现，大大丰富了耳鼻咽喉科学的内容，亦带动着耳鼻咽喉科护理学相关理念、理论和技术的不断更新和完善。

（2）专科护理模式不断改进：在现代护理学的影响下，耳鼻咽喉科护理学实行以护理程序为主线的整体护理模式，运用循证护理的方法，实现从被动执行医嘱到主动了解和解决患者存在或潜在的健康问题、从疾病的局部护理向身心整体护理、从医院护理向社区护理的转变。将临床路径、专病护理、个案管理等先进护理理念应用于临床实践，在合理配置资源、降低医疗成本、提高服务满意度方面发挥着积极作用。

（3）专科护理内涵不断丰富：除针对疾病护理外，今后重点应放在如何更好地提高患者的生活质量上，这要求耳鼻咽喉科专科护士既要掌握专科知识，还需了解交叉学科及边缘学科知识，做好疾病康复指导，如失聪患者助听器的选配、人工耳蜗植入后健康指导和语言培训、全喉切除患者语言功能的恢复等，延伸护理服务，充分发挥护理维持促进康复的作用，将病残障碍降低到最低限度。

（杨　华　张洪宇　缪景霞）

第二章

耳鼻咽喉科规章制度及各类人员的职责与要求

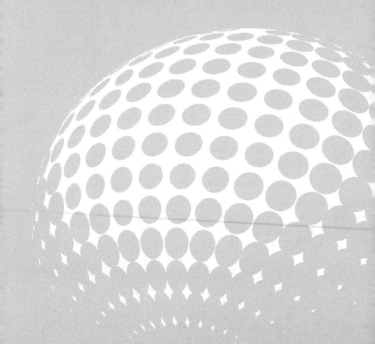

1. 耳鼻咽喉科主任（副主任）护师的职责是什么？

（1）在护理部主任和科护士长的领导下，从事临床护理、教学和科研工作。协助护理部、护士长进行护理管理，对中、初级护理人员进行业务和技术指导。

（2）检查指导本科急、危重、疑难患者的护理计划制定、实施及危重患者的抢救护理。主持护理会诊和护理查房，实施循证护理，解决护理疑难问题，确保专科护理质量。

（3）参加科主任查房及手术前、疑难病例、死亡病例的讨论，了解本科患者的病情、治疗和护理情况。

（4）掌握国内外护理发展及耳鼻咽喉护理学科发展的前沿动态，有计划、有目的、高质量地推广和应用专科护理新成果、新技术、新理论和新方法。结合本专科护理重点、难点问题开展护理研究工作，提出科学的护理对策，提高专科护理质量。

（5）参与护理教学的质量管理、专科教材的编写工作及部分护理课程的讲授，指导护理人员的业务培训，参与护理研究生、本科生的临床实习带教和进修人员的带教。

（6）参与护理部组织的护理质量管理，承担护理缺陷、事故分析鉴定委员会工作，对护理缺陷、事故进行分析鉴定。

（7）参加护理部领导的专科护理管理委员会，主管相应专科护理小组的工作，并履行其职责，制订和修改本专科小组护理工作指引、护理质量评价标准、紧急应变计划等，运用PDCA循环方法推行质量持续改进策略，确保专科小组护理质量。

（8）对全院的护理队伍建设、业务技术管理和组织管理提出建议，协助护理部加强对全院护理工作的领导。

2. 耳鼻咽喉科主管护师的职责是什么？

（1）在护士长的领导和主任（副主任）护师的指导下进行工作，协助护士长做好行政管理、护理业务管理和护士队伍建设工作。

（2）参加临床实践，完成护士长安排的各班、各项护理工作，并负责病区临床护理工作质量控制及护理科研、护理教学工作的实施；对护师、护士进行业务指导。

（3）有权行使高级责任护士职责，解决本科护理业务上的疑难问题，承担难度较大的护理技术操作，参加危急患者的抢救，指导重、危、疑难患者护理计划的制订及实施。

（4）参加科主任查房和大手术、疑难病例、死亡病例的讨论。参与或主持本专科的护理会诊、护理查房及疑难护理问题的讨论。

（5）协助护士长制订与实施本科室护师、护士培训计划；负责护理本科生、大专生及进修生临床实习计划的修订与实施；参与部分护理课程的讲授与护理教材的编写。

（6）了解国内外耳鼻咽喉科护理发展前沿动态，结合临床护理服务的需要，参加和开展本专科新技术、新业务，组织实施护理科研，撰写护理论文，不断提高护理服务水平。

3．耳鼻咽喉科护师的职责是什么？

（1）在护士长的领导和主管护师的指导下进行工作。指导护士正确执行医嘱及各项护理技术操作规程。

（2）有权行使高级责任护士职责，分管病房危重、疑难患者，落实患者的入院、住院评估、围术期护理、健康教育、功能锻炼、用药指导，完成护理病历书写，确保服务质量。

（3）参加本科护理查房和病例讨论，积极参加并协助护士长组织科室业务学习，做好记录，并落实整改措施。

（4）协助护士长、主管护师负责本病房护士和进修护士的业务培训；参与护理专业实习生和进修护士的临床带教工作。

（5）协助护士长进行护理质量管理和病区管理。

（6）积极参加护理科研和学术活动，总结护理经验，撰写护理论文。

4．耳鼻咽喉科护士的职责是什么？

（1）在护士长的领导和责任组长及上级护士的指导下进行工作。

（2）参加病房的护理临床实践，承担初级责任护士职责，运用护理程序对分管患者实施护理。正确执行医嘱、各项规章制度及护理技术操作规范，了解患者的心理动态，发现问题及时报告，防止护理缺陷和事故的发生。

（3）经常巡视病房，认真观察病情，主动了解患者情况，满足患者基本生活需求。做好危重患者的基础护理与生活护理，尽量保持患者清洁、舒适。

（4）参加护理查房和教学查房，执行护理计划，落实患者的健康教育。

（5）参与病区管理，为患者提供安静、整洁、舒适、安全的休养环境。

（6）参与临床教学，指导助理护士、实习护士和进修护工工作。

5．耳鼻咽喉科护士长的职责是什么？

（1）在护理部主任和科护士长的领导下，在科主任的业务指导下负责病区护理行政和业务管理工作，为护士创造良好的工作平台。

（2）根据护理部工作计划，制订并落实病区护理工作计划。按时完成周重点和月工作总结，及时填写护理月报和护士长工作手册，认真收集、积累有关资料，对年护理工作进行总结分析，持续改进护理质量。

（3）负责病区护士的排班和工作分配，按照能级对应、均衡连续、责任对等原则，做到人性化、科学、弹性排班。制订各层级护理岗位职责及各班工作流程，并检查督导落实。

（4）掌握本病区护理工作情况，参加并指导危重、大手术患者的抢救和护理工作。组织疑难病例护理查房，指导护士制订护理计划，审修护理病历。亲自指导并参加复杂的护理技术或新开展的护理业务。组织制订本专科疾病护理常规、技术操作流程、专科护理质量标准和健康教育内容，督导护理工作落实情况，保证专科护理服务质量。

（5）参加科主任查房、大手术或新开展的手术、疑难病例、死亡病例的讨论。加强医护沟通，充分了解医生对护理工作的要求。

（6）加强护理质量管理，病区内实行护士长、护理组长、护士三级质控模式，督促各级护理人员严格执行各项规章制度和技术操作规程，定期进行不良事件分析及安全教育，严防差错事故发生。

（7）组织护理人员的业务学习、技术训练及考核，实施三基三严培训工作。认真落实各级护理人员规范化培训与继续教育计划；每年至少对本病区护士进行一次综合考评。紧跟专科医疗学科发展前沿，明确本专科护理发展方向和内涵。积极开展护理科研工作，总结经验，撰写学术论文。

（8）组织和管理本病区实习护生、进修护士的临床教学工作，指定有经验、有教学能力的护理人员担任临床带教老师。

（9）参与科室经济核算与管理，合理收费，控制成本。负责或指定专人对病区仪器设备、药品器材、营具被服等物资实施管理，做好请领、使用、维护、报废和管理工作。

（10）加强护患沟通，定期召开患者和家属座谈会，了解患者及家属对护理工作的意见和建议，对存在问题及时整改，提高患者对护理工作的满意度。

（11）做好患者、陪侍人员及探视人员的管理，利用五常法管理，保持病区、诊疗区域及办公区域的整洁，为患者提供安静、整洁、舒适、安全的休养环境。

（12）掌握本病区护理人员的思想动态、业务能力和工作表现，关心护士的生活及学习情况，协调科室各级关系，做好科内团结工作，增强凝聚力，提高工作效率。

6. 耳鼻咽喉科护理组长的职责是什么？

（1）在护士长的领导下，负责所在护理小组的日常工作。护士长不在岗时，由当班组长行使行政管理职能，处理、协调相关事宜。

（2）根据工作需要，承担各种班次的工作任务。

（3）在护士长的统筹安排下，可负责安排本小组护士的排班、分管床位数、患者数及其他工作任务。组长有权行使高级责任护士职责，承担本组危重患者或复杂疑难患者的专责护理和个案管理。

（4）参加本组患者的医疗查房、会诊和疑难、死亡病例讨论，掌握所属护理小组患者情况，特别是危重患者的病情。及时与主管医师沟通，了解病情和治疗方案，制订护理计划，落实基础护理和专科护理措施，并评价护理效果。参加并指导危重患者的抢救护理工作，确保护理安全和质量。

（5）负责所在护理小组的护理质量，按工作标准对本小组护理工作进行指导与质控。检查、修审下级护士的护理记录，协助护士长做好科室护理质量持续改进，修改完善各项护理工作流程。

（6）组织或主持护理查房、危重患者护理会诊和护理个案讨论。根据工作需要，定期组织本小组护理业务学习、技术培训与考核。

（7）指导小组护理人员严格执行规章制度和技术操作流程，发现护理缺陷及时向护士长汇报，查明原因，吸取教训，将讨论分析结果及时上报。

（8）做好病区管理，物品陈设做到统一、规范，保持病区的清洁、整齐、安静与安全，做好病区单元的消毒隔离工作监控，预防院内感染的发生。

（9）如实评价本小组护士及助理护士的工作，认真收集资料，为护士长提供护理月报相关数据。

（10）参与科内二线值班，必要时参与节假日查房。

7. 耳鼻咽喉科高级责任护士的职责是什么？

（1）在护士长、护理组长的领导和指导下，负责分管患者的各项护理工作，保证分管患者护理质量与安全。

（2）运用护理程序开展工作，带领初级责任护士对分管患者进行评估，制订护理计划，组织实施，并评价实施效果。组织急危重患者抢救，落实基础护理和专科护理措施，指导患者进行功能康复锻炼，促进患者健康。

（3）及时完成分管患者的护理病历，并负责检查、审修下级护士的护理记录，尤其是危重患者或大手术的记录，保证记录的真实性、准确性。

（4）做好病房管理工作，保持病房清洁、整齐、安静、舒适。落实消毒隔离制度，预防院内感染的发生。

（5）主持或参加护理业务查房、重危患者护理会诊和护理个案讨论，参与护理教学查房。

（6）协助护士长和护理组长做好科室持续质量控制，修改完善护理工作流程。参加病区安全护理小组，对出现的护理缺陷、事故进行分析，提出防范措施。

（7）承担实习护生或进修护士临床带教工作，负责各项基础护理操作、专科操作的示范与考核。

（8）参加院内外各种业务学习活动，完成本职称范围继续教育及院内在职培训，参与护理科研，撰写护理论文。

（9）承担临床二线值班和一线值夜班。

8. 耳鼻咽喉科初级责任护士的职责是什么？

（1）在护士长、护理组长的领导下，高级责任护士的指导下，完成所分管患者的各项护理工作。

（2）按照护理工作流程、专科护理质量标准和操作技术规范、常规等熟练完成各项基础护理和部分专科护理工作。

（3）准确执行医嘱，正确实施治疗、用药和护理措施，按要求完成病情观察及护理记录。了解患者的心理动态，发现问题，及时报告和解决，防止护理缺陷和事故的发生。

（4）参与急重症抢救配合，熟练地保养、使用各种急救器材及药品。

（5）参与护理查房和教学查房，参与重危患者护理会诊和护理个案讨论。

（6）参与临床教学工作，协助高级责任护士指导实习护士或进修护士完成临床教学任务，参与并指导助理护士完成相应的护理工作。

（7）参与病区管理，确保病区环境整洁、舒适、安静；为患者制订并落实安全防护措施（如防坠床、防跌倒、约束等）。

（8）按护理部要求完成每年临床一线值夜班任务。

（9）按时完成护士规范化培训计划，完成本职称范围的继续教育及院内在职培训。

9. 耳鼻咽喉科助理护士的职责是什么？

（1）在护士长的领导和上级护士的指导下完成患者的生活护理和部分非治疗技术性的工作，按分级护理要求进行工作。

（2）严格遵守各项规章制度和操作规程，认真落实消毒隔离和生活护理制度。

（3）定时巡视病房，应接患者呼叫，主动为患者提供服务，及时解决患者所需。发现患者病情变化及时报告上级护士。

（4）参与病区管理，落实晨、晚间护理，保持所负责病房环境安静整洁，患者床单位整齐、清洁、无多余杂物。

（5）在护士的指导下，加强与患者及家属的沟通，进行健康教育。

（6）协助患者进行功能锻炼；协助患者到辅助科室进行检查和治疗。

（7）指导探视、陪护者遵守医院制度，督促患者遵守作息时间和有关安全制度。

（8）主动评估患者生活护理需要，执行护嘱，完成对患者的各项基础护理和生活护理工作，如铺床、测量生命体征、协助患者用餐、床上擦浴、洗头、冷热敷、口腔护理、鼻饲、终末消毒、办理患者出入院手续、病房床上用品管理等。不单独值班，不单独从事创伤性或侵入性及无菌性护理技术操作。

10. 耳鼻咽喉科门诊护士的职责是什么？

（1）在科主任和护士长的领导下，护理组长的指导下完成门诊患者的治疗和护理工作。

（2）开诊前做好各种准备工作，检查综合治疗台及各种器械性能，备齐各种治疗用品，并按固定位置放好。

（3）维持好门诊秩序，按预约时间，合理安排预约就诊患者。对急重症患者，如外伤、鼻出血、呼吸困难、耳源性并发症等，安排提前就诊，并密切配合医师做好救治工作。对候诊患者，进行卫生宣传教育工作，介绍耳鼻咽喉专科疾病预防与保健知识。

（4）实行首问负责制，门诊就诊患者遇到困难，护理人员应尽全力协助解决。

（5）根据医嘱进行各种护理技术操作，包括外耳道冲洗、鼓膜穿刺抽液（注药）、鼻腔冲洗、鼻窦负压置换、上颌窦穿刺、下鼻甲注射、鼻部或咽部微波、冷冻治疗、皮肤点刺试验、换药等，配合医生完成鼻咽镜、喉镜等专科检查及手术。治疗全过程做好病情观察及宣教解释工作，确保患者安全。

（6）严格执行查对制度及技术操作规程，遵守消毒隔离规范，防止交叉感染。

（7）经常巡视诊室，协助医生诊治患者。

（8）保持诊区清洁卫生，做到物品定位，摆放有序，取之方便，并及时消毒，污物及时清理。

（9）做好门诊物资及器械的领用、管理及保养工作。

11．耳鼻咽喉科夜班护士准入标准是什么？

（1）注册护士。

（2）在耳鼻咽喉科从事护士专业技术工作至少3个月，完成耳鼻咽喉科新护士岗前培训，在上级护士指导下参加夜班不少于10次。

（3）参加医院护理部组织的夜班护士培训，通过相关理论、专业技术和夜班能力考核。通过专科护理理论及技能考核。

（4）能独立完成耳鼻咽喉科急危重症抢救配合工作，具有病情观察与应急处理能力，具有规范、准确、及时、客观书写护理文书的能力。

（5）能正确运用整体护理的相关知识、工作程序，针对本科患者准确收集资料、确定护理诊断、制订合理的护理措施，独立完成整体护理病历。

（6）掌握耳鼻咽喉科急危重症的观察与救治措施、常见病的手术前后护理及观察要点、常见并发症的预防与处理、疾病各阶段健康宣教的内容，熟知各疾病的临床表现和治疗原则。

（7）能准确熟练完成各项基础护理技术操作及耳鼻咽喉科专科技术操作，掌握心电监护仪、简易呼吸气囊等急救器材的使用。

（8）知晓耳鼻咽喉科常用器械的名称、性能、使用及保管方法。

（9）掌握耳鼻咽喉科APN各班的工作职责及流程，落实患者安全目标。

（10）严格遵守各项规章制度，具有良好的慎独精神。

12. 耳鼻咽喉科护理二线值班制度是什么？

（1）资质要求

① 具有高度的责任心。

② 通过夜班护士准入，具备护师以上专业技术职称。

③ 护理学大专学历具有8年以上临床护理工作经验，或护理学本科学历具有5年以上临床护理工作经验。

④ 具备扎实的护理专业基础理论知识和过硬的急危重症患者抢救能力，熟练掌握耳鼻咽喉专科护理理论与技能，能综合运用相关理论知识指导临床护理实践，参加护理部二线值班护士培训，并通过考核。

（2）工作职责

① 服从科护士长的安排，坚守岗位，每班一人，值班时间为18:00～次日8:00。当值人员在病区值班室内休息，保持通信畅通，接到呼叫或电话后10min内到位。

② 值班期间巡视各病区，了解新入院、危重、手术及特殊治疗后患者的情况，对临床一线护士进行业务指导和督查，发现

问题及时指出，以保证患者的安全，提高夜间护理工作质量。

③ 遇特殊情况或科室工作较忙时，给予针对性指导或参与护理工作，参与夜间医嘱的查对。有效组织或协助危重患者的抢救，解决夜间护理工作的疑难复杂问题。

④ 初步处理临床突发护理事件及护理纠纷等，并及时反馈至病区护士长，以便改进。

⑤ 正确填写值班日志，及时记录二线督查本，并向科护士长报告值班情况。

（3）待遇按护理部规定执行。

（杨　华　张洪宇　缪景霞）

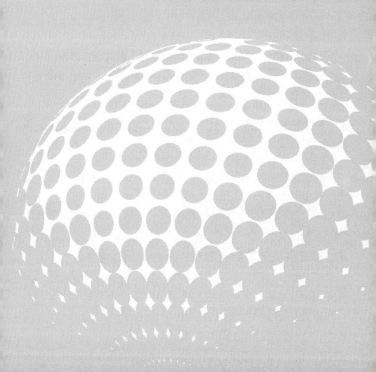

第三章

耳科患者护理

1．听觉是如何产生的？

外界物体振动产生的声波经耳郭、外耳道振动鼓膜，再经听骨链的扩声传声作用将声音振动传入内耳耳蜗，引起耳蜗淋巴液和基底膜的振动，使位于基底膜上的毛细胞兴奋，产生的神经冲动，沿位听神经中的耳蜗神经传到大脑皮层的听觉中枢，在大脑对声音进行分析、综合，产生听觉。

即声源→耳郭（收集声波）→外耳道（使声波通过）→鼓膜（将声波转换成振动）→听骨链（传递并放大振动）→耳蜗（将振动转换成神经冲动）→听神经（传递冲动）→大脑听觉中枢（形成听觉）。

2．外耳道异物的处理原则是什么？

外耳道异物的处理原则是取出异物和防止损伤感染，具体如下。

（1）棉球、火柴棍、纱布、纸团用镊子轻轻夹持取出。

（2）小而滑圆的物体用带钩或耵聍钩环取出，不宜用镊子夹取，因可能将异物越推越深。

（3）鼓膜表面异物：仰头固定，轻巧取出，注意防损伤鼓膜；或者行外耳道冲洗（此法对外耳道、鼓膜病变和遇水起化学反应、遇水膨胀的异物切勿使用）。

（4）外耳有嵌顿于骨中的异物需开刀取出。

（5）外耳有植物性异物者（如谷粒、豆类、小果核等），可先滴入95%酒精，使之脱水收缩后再取出。

（6）外耳道有动物性（如昆虫等）异物，先用油剂、70%酒精或1%丁卡因浸泡，再取出。

3．耳聋常见的原因有哪些？耳聋如何分级？

耳聋常见的原因有：噪声性、外伤性、压力性、药物性、疾病性。

耳聋分级如下：按WHO、ISO（1980）的耳聋分级标准，将平均语言频率纯音听阈分为5级。

（1）Ⅰ轻度耳聋：近距离听一般谈话无困难，纯音听阈26～40dB。

（2）Ⅱ中度耳聋：近距离听话感到困难，听阈41～55dB。

（3）Ⅲ中重度耳聋：近距离听大声言语困难，听阈56～70dB。

（4）Ⅳ重度耳聋：在耳边大声呼喊方能听到，听阈71～90dB。

（5）Ⅴ极重度聋：听不到耳边大声呼喊的声音，纯音测听听阈超过91dB。

4. 听力康复包含哪些内容？

（1）感知声音、认识声音：当耳聋患者使用助听器后，要充分利用残余听力，借助于视觉、触觉等多种手段，使耳聋患者知道声音的存在，学会判断声音的有无。通过大量的声音刺激，培养耳聋患者聆听声音的兴趣。

（2）辨别声音的方向：通过声音在空气中传播的物理特征，让耳聋患者学会判定声源的空间位置，以适应复杂的声音环境，为今后生活打下基础。声音的方向包括前、后、左、右等。训练方法从面对面到背靠背，从不同方位，采取不同方式进行。

（3）辨别声音的节奏：通过这一方面的训练，使耳聋患者能够辨别常用的声音节奏，懂得什么是快节奏，什么是慢节奏，为学习简单的声乐知识打下基础。

（4）强化刺激、形成听觉概念：在上述各阶段熟悉的基础上，通过强化刺激，在感知、认识、理解多种声音的基础上发挥听觉、视觉、触觉的协调作用，通过声音、图像、言语、文字的综合刺激，在大脑中形成听觉概念，增强耳聋患者抽象思维的能力。

5. 何谓人工耳蜗？人工耳蜗是如何工作的？

人工耳蜗（cochlear implant），又称人造耳蜗、电子耳蜗。人工耳蜗是一种特殊的声－电转换电子装置。

人工耳蜗工作原理：将环境中的机械声信号转换为电信号，并将该电信号传入患者耳蜗，刺激患耳残存的听神经从而使患者产生某种程度的听觉。

6．人工耳蜗植入有哪些适应证及禁忌证？

（1）人工耳蜗植入适应证：对于双耳重度或极重度聋，病变部位诊断定位于耳蜗者，可以选择人工耳蜗植入。

语前聋患者的选择标准：①双耳重度或极重度感音神经性聋；②最佳年龄为12个月～5岁；③配戴合适的助听器，经过听力康复训练3～6个月后听觉语言能力无明显改善；④无手术禁忌证；⑤家庭和（或）植入者本人对人工耳蜗有正确认识和适当的期望值；⑥有听力语言康复教育的条件。　语后聋患者的选择标准：①各年龄段的语后聋患者；②双耳重度或极重度感音神经性聋；③助听器无效或效果很差，开放短句识别率≤30%；④无手术禁忌证；⑤有良好的心理素质和主观能动性，对人工耳蜗有正确认识和适当的期望值；⑥有家庭的支持。

（2）人工耳蜗植入禁忌证：包括绝对禁忌证和相对禁忌证。

① 绝对禁忌证：内耳严重畸形（Micheal畸形、无耳蜗畸形）；听神经缺如；严重智力障碍；无法配合语言训练；严重的精神疾病；中耳乳突有急、慢性炎症尚未清除者。

② 相对禁忌证：全身一般情况差；不能控制的癫痫；没有可靠的康复训练条件。

7．人工耳蜗植入后多长时间进行开机及调试？

开机：是指为患者配戴并开启外部装置——言语处理器的过程。一般手术后2～4周可以开机。

调试：在人工耳蜗使用的过程中，由于植入者的电极阻抗、听觉通路、听觉中枢等对声音的传输和感受均会随时间及经验的积累而发生变化，因此每隔一段时间需要对患者的程序进行调试，以使患者听到的声音更清晰、更舒适。一般开机后的第1个月内每周调机1次，之后每半个月或1个月调机1次，待听力稳定后调试时间的间隔会延长，最终每年调机1次。

8. 人工耳蜗植入术的并发症有哪些？

人工耳蜗植入术常见的并发症有：鼓膜或外耳道穿孔、面神经麻痹、埋植部件障碍、眩晕、电刺激时出现面肌抽搐或疼痛、感染、乳突血管或乙状窦损伤导致大出血、外淋巴漏及脑脊液漏等。

9. 振动声桥的工作原理是什么？

振动声桥（vibrant soundbridge，VSB）是一种中耳植入装置，其工作原理是把声音转化为机械振动，并传送到听骨链或直接传送到内耳。VSB组成包括配戴于体外的听觉处理器（audio processor，AP）和植入体（vibrant ossicular reconstructive prosthesis，VORP）两部分。AP依靠磁力吸附在耳后头皮上，解析、编码声音并发送信号到VORP，VORP又称为振动听骨链重建假体，其末端是漂浮质量传感器（floating mass transducer，FMT），VORP接收到信号后，驱动FMT产生振动，再带动听骨链振动或直接把振动通过蜗窗或前庭窗传到内耳。

10. 振动声桥植入的适应证有哪些？

（1）中度至重度感音神经性聋患者，振动声桥适用有效的上限可达80 ~ 85 dB。最好的适应证是全频听力下降，高频比低频损失重。随着研究的深入，振动声桥的适应证不断扩展，也可用于轻度、中度直到重度传导性聋，包括鼓室成形术未成功的患者、手术疗效欠佳的耳硬化症和慢性化脓性中耳炎（含胆脂瘤型中耳炎），以及先天性外耳道闭锁等传导性聋。

（2）混合型聋气骨导差≤10dB，部分学者认为可≤15dB。

（3）言语识别率在50%以上。

（4）近两年来听力波动≤15dB。

（5）因各种原因不适合或不愿意佩戴传统助听器，或者助听器的效果不满意。

（6）植入的部位皮肤无异常。

（7）发育正常，大脑功能正常，有正确的期望值。

（8）全身情况能耐受手术。

（9）无蜗后病变。

11. 易引起耳毒性的药物有哪些?

耳毒性的药物达100多种，常见的有以下几类。

（1）氨基糖苷类抗生素，如庆大霉素、卡那霉素、新霉素、链霉素、妥布霉素等。

（2）多肽类抗生素，如万古霉素、多黏菌素等。

（3）利尿药，如速尿、利尿酸、丁尿氨等。

（4）抗肿瘤药，如顺氯胺铂、卡铂、长春新碱、氮芥等。

（5）解热镇痛药，最常见的是阿司匹林。

（6）镇静催眠类药物，如苯巴比妥等。

（7）重金属制剂，如砷、铅、汞、镉等。

（8）避孕类，如萘普生。

（9）其他，如水杨酸盐类药物、抗疟剂，以及酒精、烟草、磷、苯、一氧化碳中毒等。

12. 何谓突发性耳聋? 如何预防突发性耳聋?

突发性耳聋是指突然发生的、原因不明的感音神经性听力损失，多伴有耳鸣，部分伴有眩晕，多在3日内听力急剧下降，常为单侧，又称为特发性突聋。

突发性耳聋的预防：①避免噪声刺激；②保持良好心态；③避免过度劳累，预防感冒；④远离辐射。

13. 耳硬化症典型的临床表现有哪些?

（1）进行性听力下降，双侧发病较多，多于青春期后发病，女性患者在妊娠或哺乳期听力减退加重，也有在创伤、感情受创及急性病后听力明显减退者。

（2）80%的患者有耳鸣，耳鸣与听力减退同时出现，或在其前发生，耳鸣呈间歇性或持续性。

（3）少数患者有眩晕发生，多因病变侵及半规管及前庭所致。

（4）有韦氏错听，耳硬化症患者的韦氏错听较其他传导性聋者显著，一旦病变侵及耳蜗，韦氏错听即行消失。

14. 鼓室硬化分为哪几型？

Harris（1961年）将鼓室硬化分为两种：①硬化性黏膜炎，不损害黏膜深层和骨质；②破骨性黏骨膜炎，可破坏深层骨质。

15. 耳鸣的常见原因有哪些？

（1）噪声：暴震声和长时间的噪声接触，或长时间、大音量在有噪声的环境中使用随身听耳机。

（2）精神紧张和疲劳：长期精神高度紧张和身体疲劳状态。

（3）特殊药物：水杨酸盐（阿司匹林）、奎宁、氨基糖苷类抗生素等耳毒性药。

（4）不良习惯：咖啡因、酒精及吸烟等。

16. 耳鸣掩蔽治疗的原理及作用各是什么？

耳鸣掩蔽治疗原理：主要是通过对神经系统重新训练或再编码，降低中枢兴奋性，增加中枢抑制，切断耳鸣与不良情绪的恶性循环，促使患者对耳鸣的适应，从而达到治疗的目的。

耳鸣掩蔽治疗作用：掩蔽治疗是指通过外界给声来达到减轻或消除耳鸣的目的，其掩蔽效果可分为主动性减轻和被动性减轻。前者是指在给声期间耳鸣被抑制，后者是指掩蔽结束后耳鸣持续被抑制，也即后效抑制。

17. 头昏、头晕与晕厥的区别是什么？

头昏是昏昏沉沉不清晰感，多伴有头闷头重，由发热消耗性疾病、慢性躯体性疾病、情感精神性疾病、劳累、疲劳等引起。

头晕没有自身或外界物体的旋转移动平衡失稳感，只有头重脚轻、晃晃悠悠、不稳定的感觉，不会倾倒，多于行走、起立时加重。包括：①眼性头晕，是指有视力或眼肌障碍，睁眼、用眼加重，闭眼减轻或消失；②深感觉性头晕，是指有肌力、肌张力、关节位置觉异常，头晕在起立行走时出现，闭眼或暗处加重，睁眼或亮处减轻；③小脑性头晕是指由小脑病变引起的共济失调，站立不稳，行立时出现头晕，睁眼不减轻。

　　晕厥由一过性脑缺血引起，有短暂意识丧失、倒地，数十秒后自动清醒，如站立过久导致的直立性晕厥等。

18. 眩晕常见的原因有哪些？

　　眩晕常见的原因有：①良性阵发性位置性眩晕（BPPV）；②偏头痛性眩晕或头晕；③精神源性眩晕，如焦虑抑郁状态；④系统性影响，如血压变化、药物影响、内科疾病；⑤前庭神经炎；⑥梅尼埃病；⑦中枢前庭性疾病，如脱髓鞘、肿瘤、炎症等；⑧椎基底动脉系统短暂缺血性发作；⑨椎基底动脉脑梗死。

19. Meniett低压脉冲发生器的作用及工作原理各是什么？

　　Meniett低压脉冲发生器的作用：低压脉冲发生器可以显著地控制眩晕症状，改善患耳听力水平，改善（梅尼埃病）自然病程发展的转归。

　　Meniett低压脉冲发生器的工作原理：压力脉冲直接经鼓膜置管传输到中耳蜗窗，作用于内耳淋巴液，通过内耳淋巴液流动达到动态压力平衡。低压脉冲的能量产生外淋巴液的位移运动，从而引起内淋巴液向内淋巴管、内淋巴囊的纵向流动和吸收及膜迷路内的局部循环和吸收，减少内淋巴液，改善膜迷路积水；同时也使淋巴液达到动态平衡，从而达到治疗梅尼埃病的目的。通过外耳压力变化，减少内耳积水，减少膜迷路扩张从而达到控制眩晕发作。

20. 耳源性眩晕（周围性眩晕）与中枢性眩晕有哪些区别？

　　周围性眩晕：眩晕多为突发旋转性，持续时间短，可自然恢复，但常反复；眩晕剧烈，多伴耳鸣、耳聋等耳部症状及恶心、呕吐、冷汗等植物神经症状，而无意识障碍、口齿不清、呛咳等其他神经系统症状；自发性眼震为旋转性或旋转水平性；变温试验可出现前庭重振现象，很少有优势偏向。

中枢性眩晕：眩晕可为旋转性或非旋转性，持续时间较长，与头位和身体位置的变动多无关；可无耳部症状，植物神经反应症状的程度与眩晕程度不一致；可有意识障碍，多伴其他脑神经或大脑小脑功能障碍的症状；自发眼震为垂直性或斜行性，持续久，方向多变；变温试验冷热反应有分离现象，有患侧优势偏向。

21. 何谓耳石症？其治疗方法有哪些？

耳石症又称为管石症或良性阵发性位置性眩晕。良性阵发性位置性眩晕（benign paroxysmal positional vertigo，BPPV）是指因特定头位改变而诱发的阵发性短暂眩晕，为常见的前庭末梢器官病变，好发于中老年人。

耳石症的治疗方法：①耳石复位术，即根据耳石发生的部位，请患者做某种姿势后，调整头的方向，让耳石回复原来位置，一般一次见效，个别患者需要多次复位才能治愈；②配合应用扩血管及神经营养药物。

22. 为什么感冒会引起中耳炎？

当感冒时，空气不能通过咽鼓管进入中耳，从而引起中耳炎。中耳内的空气只被吸收而无补充，在中耳腔内形成负压，致中耳腔黏膜出现淤血、水肿、渗液，鼓膜也因负压而向内凹陷，同时，因鼻、咽等部位受到感染，病原很容易经咽鼓管进入中耳，引发中耳炎。

23. 分泌性中耳炎的临床表现有哪些？

分泌性中耳炎的临床表现包括听力下降、耳痛、耳内闭塞感和耳鸣。

24. 分泌性中耳炎有什么后遗症？急性中耳炎感染途径有哪些？

分泌性中耳炎常见的后遗症主要是以机化粘连为主，称粘连性中耳炎；另一个后遗症是鼓室硬化症。

急性中耳炎感染的途径有以下两个。

（1）咽鼓管途径：①急性上呼吸道感染，细菌经咽鼓管侵入中耳，引起感染；②在污水中游泳或跳水，不适当的咽鼓管吹张、擤鼻或鼻腔治疗等，细菌循咽鼓管侵入中耳；③婴幼儿因其咽鼓管的解剖生理特点，更易经此途径引起中耳感染，哺乳位置不当，如平卧吮奶，乳汁可经咽鼓管流入中耳；④急性传染病，如猩红热、麻疹、百日咳等，可通过咽鼓管途径并发本病，急性化脓性中耳炎亦可为上述传染病的局部表现，此型病变常深达骨质，酿成严重的坏死性病变。

（2）外耳道鼓膜途径：不符合无菌操作的鼓膜穿刺、鼓室置管、鼓膜外伤，致病菌由外耳道直接侵入中耳。

25. 中耳炎如何分类和分型？

（1）急性中耳炎：①急性非化脓性中耳炎；②急性化脓性中耳炎；③急性坏死性中耳炎；④急性乳突炎。

（2）慢性中耳炎：①慢性非化脓性中耳炎；②慢性化脓性中耳炎（含乳突炎）。

（3）胆脂瘤中耳炎（不含先天性中耳胆脂瘤）：①后天性原发性胆脂瘤；②后天性继发性胆脂瘤。

（4）中耳炎后遗症：①鼓膜穿孔；②粘连性中耳炎；③鼓室硬化。

26. 鼓室成形术分为哪几型？

鼓室成形术分为以下4型。

（1）Ⅰ型

① Ⅰa型：贴片试验气导（听力）提高到30dB以内，或听

力损失在30dB以下，CT检查提示听骨链完整，术中不需探查鼓室和听骨链。

② Ⅰb型：必须探查鼓室和听骨链，3块听小骨都在，杠杆完整，成形鼓膜和锤骨连接。

（2）Ⅱ型：锤骨柄坏死，移植物贴于砧骨或锤骨头上，形成新鼓膜。

（3）Ⅲ型

① Ⅲa型：有镫骨上结构，镫骨底板活动，鼓膜和镫骨头或镫骨头上加高的结构连接。

② Ⅲb型：无镫骨上结构，镫骨底板活动，鼓膜和底板之间用重建的听小骨连接。

（4）Ⅳ型：镫骨底板固定，无论镫骨上结构是否存在，如鼓膜完整，行底板开窗，重建传声系统；如鼓膜穿孔，需修补鼓膜后二期手术。

27．听力重建术后为什么要卧床（头部制动）3～7天？

对于应用听骨链赝复体（人工听骨）行听骨链重建的患者，由于术后早期听骨链赝复体在鼓室内固定不牢固，头部活动时易引起植入的听骨链移位而致听力重建失败。术后3天左右，鼓室内残存的血液发生凝固，可较牢固地固定听骨链赝复体，此后血块机化、纤维化可永久固定之。因此，应用听骨链赝复体行听力重建的患者一般要卧床休息3～7天，并且头部要制动。

28．鼓室成形术后为何要禁止擤鼻、打喷嚏？

鼓室成形术后禁止擤鼻、打喷嚏，是因为擤鼻、打喷嚏动作后气流可从咽鼓管进入中耳，使未长好的传声结构移位，致手术失败。因此不要用力擤鼻，尽量避免打喷嚏，必要时张口呼吸。

29．鼓室成形术后为什么会出现耳鸣及听力波动？其将会持续多长时间？

中耳炎术后听力恢复每个人有所不同，比如鼓室硬化症患者，刚刚做完手术后听力可能改善比较明显，但是几天后又趋于平静状态或者听力提高不明显。这是由于新生鼓膜（也可以说是人造鼓膜）比较软，硬度不够，需经几个月的塑形、变硬，这样对声波的振动才比较敏感。另外，手术后术腔的渗出液及鼓膜的活动度等均会影响听力，导致出现耳鸣及听力波动，一般持续半年左右。故而术后1个多月时，有可能需要做咽鼓管吹张等治疗。一般而言，鼓室成形术后约3～6个月听力会改善比较明显，6个月后若仍不明显可能需做二期调整。

30. 鼓膜穿孔行修补术的适应证有哪些？

鼓膜穿孔者行鼓膜修补术的适应证为：①残余鼓膜血供良好；②患者有手术要求，无手术禁忌证；③鼓膜外伤性穿孔，受伤3个月以上仍未愈合者；④干性鼓膜穿孔。

31. 耳源性颅内并发症包括哪些？耳源性颅外并发症包括哪些？

耳源性颅内并发症包括：硬脑膜外脓肿、硬脑膜下脓肿、乙状窦血栓性静脉炎、耳源性脑膜炎、耳源性脑脓肿、耳源性囊性蛛网膜炎、耳源性脑积水和脑疝。

耳源性颅外并发症包括：迷路炎、岩锥炎、周围性面神经麻痹、耳后骨膜下脓肿及瘘管、颈部贝佐尔德脓肿、颞部脓肿、耳前骨膜下脓肿及远隔脏器的脓肿。

32. 耳源性颅内并发症的感染途径有哪些？

耳源性颅内并发症的感染途径：主要是直接通过中耳乳突腔周围骨壁的破坏，感染灶直接侵犯硬脑膜从而进入脑内所致，可以引发脑膜炎、脑脓肿等严重颅内并发症，其他还有外伤等。

33. 耳科术后一般多久禁止游泳和坐飞机？原因何在？

耳科术后一般半年内禁止游泳和坐飞机。原因是当飞机迅速升降时，周围的空气压力骤然改变，内耳组织无法迅速做出反应，咽鼓管内和外耳的压力差会造成移植物移位、脱落，造成耳内阻塞、耳鸣、听力下降、疼痛等不适。同样，游泳一方面可能引起污水进耳，另一方面游泳时潜水也会造成压力差，出现类似症状，影响手术效果。

34. 何谓面瘫？如何观察面瘫情况？

面神经麻痹简称"面瘫"，是以面部表情肌群运动功能障碍为主要特征的一种常见病，一般症状是口眼歪斜。患者面部往往连最基本的抬眉、闭眼、鼓腮等动作都无法完成。

观察方法如下。①鼓腮：面瘫的诊断方法，主要看口轮匝肌的运动功能。②耸鼻：面瘫的检查还要观察压鼻肌是否有皱纹，两侧上唇运动幅度是否相同。③努嘴：注意观察口角两侧至人中的距离是否相同，努嘴的形状是否对称。④示齿：注意观察两侧口角运动幅度，口裂是否变形，上下牙齿暴露的数目及高度。⑤抬眉运动：检查额枕肌额腹的运动功能。重度患者额部平坦，皱纹一般消失或明显变浅，眉目外侧明显下垂。⑥皱眉：检查皱眉肌是否能运动，两侧眉运动幅度是否一致。这是面瘫的检查方法之一。⑦闭眼：也是面瘫的检查方法，观察患侧的口角有无提口角运动，患侧眼能否闭严，及闭合的程度。

35. 面瘫的分级及各级表现是怎样的？

House-Brackmann面神经分级标准分为6等级，见表3-1。

表3-1 House-Brackmann面神经分级标准

分级	表现
I级	面部运动功能正常，没有无力及连带运动
II级	面部运动功能仅有轻度不对称，可能有轻度的连带运动
III级	有明显的不对称及明显的继发并发症，额部有运动
IV级	明显不对称，没有额部运动，面无力伴有毁容性连带运动或集团性运动
V级	面部仅有轻微的运动，额部没有运动
VI级	面部没有任何的运动或肌张力消失

36. 周围性面瘫与中枢性面瘫的区别是什么？

周围性面瘫是指位于面神经核及面神经核以下的病变所引起的面瘫，可能的病因是面神经炎、颅底骨折、耳部带状疱疹、中耳肿瘤、颈静脉球瘤、听神经瘤等。

中枢性面瘫是指位于面神经核以上至大脑皮层中枢之间的病变所引起的面瘫，可能的病因是脑肿瘤、脑血管栓塞、脑出血、脑外伤、多发性脑硬化、脑脓肿、脑炎、脑动脉瘤、脊髓灰质炎等。

37. 周围性面瘫的分类及原因是什么？

（1）特发性面瘫（常称Bell面瘫）：因为疲劳及面部、耳后受凉，吹风引起。

（2）神经源性面瘫：由于脑血管病，颅内、非创伤性神经源性引起。

（3）感染性面瘫：是由潜伏在面神经感觉神经节内休眠状态的带状疱疹病毒被激活引起。另外脑膜炎、腮腺炎、流行性感冒、猩红热、疟疾、多发性颅神经炎、局部感染以及耳源性疾病（如中耳炎、迷路炎、乳突炎、颞骨化脓性炎症）等均可引起。

（4）肿瘤性面瘫：肿瘤本身及外科切除肿瘤均可引起。肿瘤包括基底动脉瘤、颅底瘤、听神经瘤、腮腺瘤、原发性胆脂瘤及颈静脉球瘤。

（5）代谢障碍性面瘫：如糖尿病、维生素缺乏。

（6）创伤性面瘫：颅底骨折、颞骨骨折、面部外伤、外科手术，以及面神经分布区神经毒性药物的注射，如酒精、青霉素及肉毒素等药物。

（7）中毒性面瘫：长期接触有毒物引起，如酒精中毒。

38. 周围性面瘫的手术方法及目的各是什么？

周围性面瘫的手术方法包括面神经减压术、面神经吻合术及改道吻合术、面神经移植术、神经吻合术。其目的在于设法恢复面神经的功能。

39．何谓小耳畸形？

小耳畸形（Microtia），或称为先天性外中耳畸形，表现为重度耳郭发育不全，有外耳道闭锁或狭窄及中耳畸形，而内耳发育多为正常，通过骨传导有一定听力。

40．耳郭修复、整形的方法有哪些 ？

耳郭修复、整形有两种方法：一类是利用自体组织及支架（自体、异体或人工合成材料）进行修复；另一类是利用耳赝复体（义耳）修复。

41．何谓骨整合义耳修复？

1969年由瑞典骨科专家Branemark提出"骨整合"（Osseointegration）技术，骨整合就是把钛跟骨结合在一起的技术。这种固位是牢固的，无痛苦，无排斥，无副作用，可终生应用。

42．骨整合义耳修复术有哪些优缺点？

骨整合义耳修复术优点：①手术年龄范围为大于6岁的所有患者；②是目前唯一能获得满意而持久的美容效果的方法；③通过微创手术技术，将2颗直径3.75cm、长3～4mm纯钛种植体植入骨内，以固定耳郭假体，一次手术就可完成，创伤小，手术风险小，患者基本无痛苦，恢复快；④其他全耳再造失败者都可接受该治疗；⑤各种原因造成缺耳区无皮肤者也可接受该治疗；⑥小耳畸形者可同期行中耳、外耳成形术。

骨整合义耳修复术缺点：①钛种植体区域的皮肤需长期清洁保养，以防感染；②假耳保管配戴较繁琐；③由于工作环境、生活习惯等因素影响，假耳有一老化期，一般3～4年更换一次，而对于儿童来说，随年龄长大，耳郭也在长大，需重新再雕刻制作。

43．何谓全耳再造？全耳再造的时机是什么？各期的间隔时间是什么？

全耳再造是针对耳部轮廓先天不足，或缺少外耳等情况进行的手术修整。它是利用扩张后的耳区皮肤薄而增大面积的特点，提供了良好的再造耳皮瓣，采用自体肋软骨，按健侧耳形态雕刻软骨支架，并利用小块软骨叠加于耳郭支架后方，使再造耳郭具有耳甲腔明显、形态逼真、立体感强的外形。

全耳再造的最佳时间是在6岁左右。生理上，3岁幼儿的耳郭已达成人的85%，10岁以后耳郭宽度几乎不再生长，5～10岁间的儿童耳郭的长度仅比成年人小数毫米，在此期间进行耳郭再造，成年后再造耳与患耳的大小及形态可做到尽可能相似。

全耳再造术根据患者的需求可分2～4期完成，每期间隔4～6个月。

44．全耳再造术后常见的并发症有哪些？

全耳再造术后常见的并发症有血肿、耳软骨支架外露、颅耳角狭窄、两侧耳郭不对称。

45．小耳畸形术后，耳部负压引流的目的及时间各是什么？

耳部负压引流的目的：①促使术腔渗液排出，预防感染；②使皮肤贴紧软骨，塑形好。根据引流情况一般保留7～10天。

46．听神经瘤有何临床表现？

听神经瘤（acoustic neuroma）的早期症状有：缓慢发生的耳鸣、听力减退、眩晕以及步态不稳感等耳蜗与前庭功能障碍的症状，但亦可见突发性聋（约占10%）。比较少见的早期症状有耳内痒感或刺痛、外耳道后壁麻木、患侧泪液减少等。中、晚期症状有：患侧面部感觉异常和麻木、角膜反射迟钝或消失等；若肿瘤阻塞脑脊液循环可引起脑积水和严重颅内高压症；肿瘤压迫小脑，可出现患侧手足精细运动障碍、行走步态蹒跚不稳等小脑功能障碍表现；肿瘤压迫脑干，可导致肢力减弱、肢体麻木、感觉减退等。肿瘤增大到一定程度，可致颅内压增高，出现头痛、恶心、呕吐等症状，患者可因突发脑疝而致死。

典型病例的症状、体征出现顺序依次为耳蜗与前庭功能异常、小脑源性运动失调、邻近神经受累、内压增高、脑干受压、小脑危象等。非典型性病例的临床症状可为 Bell 面瘫、耳痛、半面痉挛、视觉障碍等。

47. 听神经瘤术后常见并发症有哪些？并发症的观察护理要点有哪些？

（1）听神经瘤术后并发症：主要有脑神经损伤、听力损失和脑脊液耳漏，其他还有脑膜炎、颅内出血、头痛和癫痫发作。

（2）护理观察要点

① 脑神经损伤：如出现单纯三叉神经损伤症状，如同侧面部疼痛、麻木、角膜反射迟钝或消失、口角溃疡，伴有嚼肌和颞肌萎缩等，无须特殊处理；如合并有患侧眼睑闭合不全等面神经损伤的症状时，须做好眼睛的护理，预防暴露性角膜炎，重者需行眼睑缝合术；如损伤后组颅神经（第Ⅸ、Ⅹ、Ⅺ对脑神经）时，会出现吞咽困难、声音嘶哑和误吸，应加强观察，避免进食过热食物，以防烫伤，严重者可给予鼻饲和气管切开。

② 听力损失：如双侧听神经瘤术后出现听力损失，可考虑听性脑干植入术。

③ 脑脊液耳漏：由于硬脑膜缝合不严密所致，表现为切口处大量渗液，敷料下可有搏动感。少量脑脊液漏可予抬高头部，局部加压敷料包扎，沙袋压迫处理；大量脑脊液漏须打开切口重新缝合。

（林海燕　植少娟）

第四章

鼻科患者护理

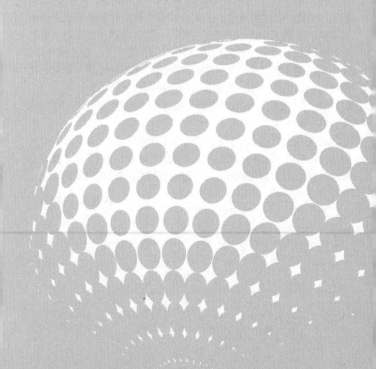

1．鼻窦分为哪几组？各开口于何处？

鼻窦共有4对，分别是上颌窦、额窦、筛窦和蝶窦。其中，上颌窦、额窦和前组筛窦又称为前组鼻窦，窦口位于中鼻道；后组筛窦和蝶窦又称为后组鼻窦，前者窦口位于上鼻道，后者窦口位于蝶筛隐窝。

2．鼻腔的生理功能有哪些？

鼻腔的生理功能有通气、过滤、清洁、加温、加湿、共鸣、反射、嗅觉等。

3．鼻部常见的临床症状有哪些？

鼻部常见的症状有鼻塞、鼻漏、鼻出血、嗅觉障碍等。

4．鼻科患者手术前的护理常规有哪些？

（1）心理护理：向患者介绍手术的目的和意义，说明手术过程中可能出现的情况、如何配合，并介绍术后的注意事项，使患者有充分的思想准备，以减轻其焦虑情绪，使之更好地配合手术。

（2）鼻部准备：术前剪净鼻毛，并注意勿损伤鼻黏膜。如鼻腔内新生物过大，已长至鼻前庭则不宜剪鼻毛。男患者术晨剃净胡须。

（3）协助完善术前检查，按需要进行交叉配血试验，并遵医嘱术前用药。准备好需要的影像学资料。

（4）嘱患者注意休息，加强营养，勿感冒。术前有上呼吸道感染者或女患者月经来潮时暂缓手术。

（5）术前晚沐浴、剪指（趾）甲，并根据患者需要给予镇静剂，保证良好睡眠。

（6）术晨测量生命体征，更衣，全麻手术患者贴身穿病号服。取下活动的假牙、首饰及贵重物品，勿带角膜接触镜。

（7）局麻手术患者术晨可进食，勿过饱；全麻手术患者术前晚10时开始禁食禁饮。

5．慢性鼻炎有什么临床表现？其分为哪些类型？

慢性鼻炎的临床表现以鼻腔黏膜肿胀、分泌物增多、无明确致病微生物感染、病程持续数月以上或反复发作为特点，可分为慢性单纯性鼻炎和慢性肥厚性鼻炎。

6．什么是变应性鼻炎？

变应性鼻炎是发生在鼻黏膜的变态反应性疾病，以鼻痒、喷嚏、鼻分泌亢进、鼻黏膜肿胀等为特点，可分为常年性变应性鼻炎和季节性变应性鼻炎。

7．变应性鼻炎有哪些主要的临床表现？

变应性鼻炎主要的临床表现有鼻痒、阵发性喷嚏、大量水样鼻涕和鼻塞。

8．变应性鼻炎主要的治疗方法是什么？

变应性鼻炎根据分类和程度，采用阶梯式疗法。其主要治疗原则是：①避免接触过敏原；②药物治疗（非特异性治疗），主要治疗药物有糖皮质激素、抗组胺药、肥大细胞膜稳定剂等；③免疫治疗（特异性治疗），应用变应原特异性免疫治疗方法，主要用于治疗吸入性变应原所致的Ⅰ型变态反应。

9．鼻息肉的主要临床症状有哪些？

鼻息肉的主要临床症状有：鼻塞；鼻溢液；嗅觉功能障碍；耳部症状，可引起耳鸣和听力减退；继发鼻窦症状，患者出现鼻背、额部及面颊部胀痛不适等。

10．鼻中隔偏曲的病因是什么？

鼻中隔偏曲的主要病因是组成鼻中隔的诸骨发育不均衡，导致诸骨间连接异常所致。儿童时期的腺样体肥大、硬腭高拱也可限制鼻中隔发育引起鼻中隔偏曲。

11. 鼻中隔偏曲有哪些临床表现?

鼻中隔偏曲的主要临床表现有鼻塞、鼻出血、头痛及继发邻近器官症状,如鼻窦炎、上呼吸道感染等。

12. 急性鼻窦炎的护理措施有哪些?

(1)遵医嘱正确使用滴鼻剂和抗生素,并教会患者正确的滴鼻、鼻腔冲洗和擤鼻的方法。

(2)嘱患者多饮水,饮食宜清淡、易消化,并注意休息。

(3)体温过高时可给予物理降温或药物降温,并注意帮助患者保持口腔清洁。

(4)行上颌窦穿刺者注意做好患者的心理护理和穿刺前后的护理。

(5)密切观察患者有无各种并发症的表现。

(6)嘱患者加强身体锻炼,增强机体抵抗力;注意住所环境的清洁、通风等。

13. 何谓慢性鼻窦炎?

慢性鼻窦炎为鼻窦黏膜的化脓性炎症,多因急性鼻窦炎反复发作未彻底治愈而迁延所致,可单侧发病或单窦发病,但双侧发病或多窦发病极常见。

14. 慢性鼻窦炎有哪些主要的临床表现?

(1)全身症状:轻重不等,可有可无。常表现为精神不振、易疲倦、头痛头昏、记忆力减退、注意力不集中等。

(2)局部症状:流脓涕、鼻塞、头痛、嗅觉减退或消失、视功能障碍。

15. 慢性鼻窦炎的治疗要点是什么?

(1)鼻腔内应用减充血剂和糖皮质激素,以改善通气和引流。

(2)鼻腔冲洗每日1～2次,可用生理盐水冲洗,以清除鼻腔分泌物，利于鼻腔通气和引流。

（3）上颌窦穿刺冲洗。

（4）负压置换治疗。

（5）鼻腔手术：鼻中隔偏曲、中鼻甲肥大、鼻息肉或息肉样变、肥厚性鼻炎、鼻腔异物或肿瘤等造成窦口阻塞，必须手术矫正或切除。

（6）鼻窦手术：保守治疗无效后可选择手术治疗。手术方式可分为传统手术和鼻内镜手术。手术的关键是解除鼻腔和鼻窦口的引流和通气障碍，尽可能地保留鼻腔和鼻窦的基本结构，以保持和恢复鼻腔和鼻窦的生理功能。

16. 慢性鼻窦炎患者手术后的护理措施有哪些？

（1）保持呼吸道通畅：因鼻腔填塞影响通气，患者常自觉憋气而张口呼吸，并可能出现疼痛等不适，故应耐心向患者解释填塞的必要性和重要性，取得患者的配合。

（2）生命体征监测：密切观察患者的呼吸、血压、脉搏及血氧饱和度等。维持血氧饱和度95%以上。全麻术后患者给予面罩吸氧。

（3）并发症的观察及处理

① 出血：a.观察鼻腔和口腔血性分泌物的量。如鼻腔流出少量血性液体，此为正常情况，轻轻拭去即可；如鼻腔持续不断地流出新鲜血液或反复从口中吐出血液或血凝块，可判断为活动性出血。b.嘱患者及时吐出口腔分泌物，以利于观察有无因填塞不紧，致血液由后鼻孔流下造成隐性失血。患者术后如呕出咖啡色或黑色胃内容物，通常为术中咽下血液所致，可不做处理，如持续黑便提示有活动性出血。c.术后24h内局部冷敷以减少出血及疼痛。d.术后48h内嘱患者勿用力咳嗽、打喷嚏、擤鼻，避免剧烈运动，以免诱发血压增高和出血。e.术后1～2天鼻黏膜会有反应性肿胀，鼻塞可能比手术前更为严重，告诉患者术腔上皮化至少需要1个月左右，在此期间鼻腔有结痂和少许分泌物，无须担心。

② 眼眶并发症。a.眶周淤血，为眶纸样板损伤引起。轻者眶周皮肤如涂脂样稍发红发暗，重者淤斑如"熊猫眼"；较轻的术后第1天出现，较重者术后立即可出现。一般无须特殊处理，术后24h内给予冷敷，72h后亦可给予局部热敷或理疗，几天后可消失。b.观察眼睑有无肿胀、眼球有无突出胀痛。眼睑肿胀表示眼内压增高，静脉回流受阻或眶周有感染；眼球突出常提示眶内有血肿，以上均为急重症，应立即通知医生处理。c.复视：为眼肌受累或眼肌感染所致。d.注意视力变化和眼球活动。视力减退是最危险的并发症，可能是眼底动脉反射性痉挛或损伤所致，应立即通知医生处理。e.术后患者眼睑充血、流泪为填塞鼻腔的正常反应，无须特殊处理。

（4）饮食指导：局麻患者术后2h可进食，全麻患者麻醉清醒后6h可进食。由于鼻腔填塞致进食时不舒适，故应少量多餐。宜给予温凉、易消化的流质、半流质饮食，防止食物温度过高引起局部充血。并嘱患者勿进食辛辣刺激的食物。

（5）其他：①口腔护理。术后每日三餐后和睡前用漱口液漱口，保持口腔清洁卫生。②术后遵医嘱应用抗生素预防感染，术后第二天鼻腔油剂滴鼻以软化结痂，利于其排出。抽纱条后改用呋麻液滴鼻防止出血并利于通气。术后局部应用类固醇喷鼻液，有助于减轻鼻黏膜水肿渗出，促进术腔上皮化，特别是鼻息肉患者可防止息肉的再生。

17. 如何指导慢性鼻窦炎患者进行正确的体位引流？

正确的体位引流方法是：鼻腔用达芬霖等药物收缩黏膜，使窦口通畅。如为上颌窦炎症，则头前倾90°，患侧向上；如为额窦病变，则头位直立；如为前组筛窦积脓，则头位稍向后仰；如为后组筛窦病变，则头位稍向前倾；如为蝶窦病变，则需低头，面向下，将额部和鼻尖抵在某一平面。保持要求的体位15min。

18. 如何为慢性鼻窦炎患者进行出院时的健康指导？

（1）嘱患者出院后按时回院复诊。使患者明白必须坚持术后检查、定期随访及综合治疗，才能保证疾病的痊愈。一般出院后1～8周每周换药处理1次，9～16周每两周来院检查1次，每次根据情况进行术腔的检查及清理。

（2）嘱术后患者勿用力擤鼻，避免头部剧烈活动及剧烈的体育运动，注意休息，适当锻炼身体，避免感冒。术后1月内避免重体力活动。

（3）出院后坚持遵医嘱用药，正确使用鼻喷剂及滴鼻剂，按时鼻腔冲洗。

（4）住所注意通风，保持环境清洁。

19．鼻出血的病因有哪些？

（1）局部因素。①外伤：手术、鼻部骨折、挖鼻、气压创伤等。②炎症：非特异性炎症，如干燥性鼻炎、萎缩性鼻炎、急性鼻炎、急性上颌窦炎等；特异性感染，如鼻结核、白喉、梅毒等。③肿瘤：鼻咽、鼻腔、鼻窦肿瘤。④其他：如鼻中隔偏曲、鼻中隔穿孔、鼻腔异物等。

（2）全身因素。①血液疾病：凝血机制的异常，如血友病；血小板量或质的异常，如再生障碍性贫血、血小板减少性紫癜等。②心血管疾病：高血压、血管硬化和充血性心力衰竭等。③急性发热性传染病：流感、麻疹、鼻白喉、伤寒和传染性肝炎等。④其他：营养障碍或维生素缺乏；肝、肾等慢性疾病和风湿热等；中毒；遗传性出血性毛细血管扩张症；内分泌失调等。

20．鼻出血的常见部位有哪些？

（1）儿童及青少年出血多在鼻腔前部的"易出血区"，即鼻中隔前下方的"利特尔动脉丛"或"克氏静脉丛"，一般出血量较少。

（2）中老年患者鼻腔出血部位多在鼻腔后段的鼻-鼻咽静脉丛及鼻中隔后部动脉，一般出血较剧，量较多。

（3）鼻腔黏膜弥漫性出血多为鼻黏膜广泛部位的微血管出血，出血量有多有少，多发生在有全身性疾病如肝肾功能严重损害、血液病、急性传染病和中毒等患者。

21．如何评估鼻出血的出血量？

鼻出血量多少不一，可为涕中带血、滴血、流血或血流如注。如患者在短时间内失血量达500mL时，可出现头昏、口渴、乏力、面色苍白；失血量在500～1000mL时，患者可出现出冷汗、血压下降，脉搏细速、尿量减少等症状。如收缩压低于80mmHg，提示血容量已损失循环血量的1/4。

22．鼻出血的治疗要点有哪些？

（1）出血量少且出血部位明显者可用手指紧捏患者鼻翼两侧10～15min，并冰敷前额和后颈部；或用1%麻黄碱棉片填塞止血。

（2）反复少量出血且能找到出血点者可用化学烧灼法或射频止血法破坏出血点组织，使血管封闭，达到止血的目的。

（3）对于出血较剧、渗血面积较大或出血部位不明确者，可使用前鼻孔填塞术或前后鼻孔填塞术止血。

23．前后鼻孔填塞术后患者的护理措施是什么？

（1）加强心理护理，解释说明填塞的必要性、暂时性以及填塞过程中可能出现的疼痛等不适，取得患者的配合。

（2）填塞后嘱患者卧床休息，取半坐卧位，减少活动，并协助患者做好生活护理。

（3）注意患者生命体征及肤色，注意有无发热、头痛及耳部症状，如有立即报告医生，并积极配合治疗。注意观察患者的血氧饱和度，尤其对年老体弱者可定期给予低流量吸氧，以改善缺氧状况。

（4）注意观察鼻腔有无活动性出血，唾液中是否带有鲜红色血液，如有及时通知医生处理。嘱患者勿将后鼻孔的出血咽下，以免刺激胃黏膜引起恶心呕吐，且不利于估计出血量。

（5）遵医嘱应用抗生素及止血药，预防发生鼻窦炎。鼻内滴薄荷油，每日3次，以润滑填塞物，便于抽除。

（6）注意观察后鼻孔纱球丝线的固定是否牢固，防止丝线松动或断裂，造成纱球脱落而致窒息。

（7）鼓励患者多吃高蛋白、高维生素、高热量、富含铁质且易吞咽的食物，避免进食过热的食物，给予流质、半流质饮食，可少量多餐，增加液体摄入。

（8）给予口腔护理，每天2次；餐后及睡前给予含漱液漱口，保持口腔清洁。口唇涂石蜡油或润唇膏，防止口唇干裂。

（9）避免头部剧烈运动、低头及打喷嚏等，防止纱条松动；避免外力碰撞鼻部；注意保持大便通畅，防止用力屏气，以免再次出血。

24．如何对鼻出血的患者进行健康指导？

（1）叮嘱患者出院后继续用药，教会其使用正确的滴鼻方法。

（2）出院4～6周内避免用力擤鼻、打喷嚏、从事重体力劳动或剧烈运动。查找病因积极防治，如纠正挖鼻的不良习惯，预防鼻腔异物，矫正鼻中隔偏曲。

（3）鼻腔黏膜干燥时应增加液体摄入，或在鼻腔内涂金霉素眼膏。

（4）补充足量维生素，多吃蔬菜水果，保持大便通畅。

（5）向患者介绍鼻出血的有关知识，教会患者简便的止血方法。对中老年人涕中带血，应高度警惕，防止鼻咽癌的误诊和漏诊。

25．鼻及鼻窦血管瘤的临床表现有哪些？

鼻及鼻窦血管瘤主要表现为鼻出血反复发作，每次出血量不等；出血侧鼻腔进行性鼻塞，肿瘤较大者可压迫致鼻中隔偏向对侧，进而双侧鼻塞；继发感染者鼻腔有臭味。出血多者继发贫血，严重者可致休克甚至死亡。肿瘤向后突入鼻咽部可造成咽鼓管阻塞，引起耳鸣、听力下降等。

26．脑脊液鼻漏的病因有哪些？

（1）外伤，最多见。

（2）医源性脑脊液鼻漏，系因手术所致。

（3）肿瘤或脑积水致脑脊液鼻漏。

（4）自发性脑脊液鼻漏，最罕见。

27．脑脊液鼻漏患者的护理措施有哪些？

（1）嘱患者绝对卧床休息，取头高位，避免用力咳嗽、打喷嚏和擤鼻。保持大便通畅，防止便秘。

（2）予低盐饮食并限制饮水量，饮食宜清淡、易消化。

（3）遵医嘱正确使用抗生素及降低颅内压的药物。

（4）密切观察患者的病情变化，监测生命体征及神志、瞳孔的变化，注意有无颅内压增高的表现，如头痛、呕吐等，发现异常及时报告医生。

（5）忌经鼻腔行吸痰、鼻饲等操作。

（6）需手术治疗的患者遵医嘱及时做好围手术期的护理。

28．鼻源性眶内并发症常见的临床表现有哪些？

（1）眶内炎性水肿：首起症状为眼睑水肿和轻压痛。

（2）眶壁骨膜下脓肿：前组鼻窦炎引起者可表现为眼睑充血、肿胀和压痛。后组鼻窦炎引起者则以表现深部眶组织炎症的症状为主，如视力减退、眼球突出和眼球运动障碍等。因蝶窦炎引起者可致眶尖综合征，即眶周皮肤感觉障碍、上睑下垂、眼球固定、复视甚至失明等症状。另外患者常有眼球移位症状。

（3）眶内蜂窝织炎和眶内脓肿：是最严重的鼻源性眶内并发症。局部表现为眼球明显突出、眼球运动受限、视力锐减、球结膜水肿和眶深部剧痛等。

（4）球后视神经炎：表现为视力下降，甚至失明。

29．常见的鼻源性颅内并发症有哪些？

常见的鼻源性颅内并发症有硬脑膜外脓肿、硬脑膜下脓肿、化脓性脑膜炎、脑脓肿及海绵窦血栓性静脉炎。

30. 鼻内镜手术并发症有哪些?

按解剖部位可将鼻内镜手术并发症分为:

(1)颅内并发症:包括颅内血肿、气脑、脑脊液鼻漏、脑膜膨出及脑实质损伤等。

(2)眶及眶周并发症:包括视力障碍、眶内血肿或气肿、眼球运动障碍及泪道损伤。

(3)鼻内并发症:术腔粘连鼻塞、窦口闭锁、出血等。

(4)全身并发症:感染中毒性休克综合征、哮喘发作、恶性高热、麻醉导致的心律失常甚至死亡等。

31. 何谓鼻腔泪囊造口术?

鼻腔泪囊造口术是通过鼻内镜经鼻腔内进行泪囊鼻腔造口来治疗因鼻泪管阻塞引起的慢性泪囊炎的新技术。

32. 鼻腔泪囊造口术的护理措施有哪些?

(1)术前护理:①了解患者的鼻咽部情况,做好全身检查,排除影响手术的全身性疾病。②术前1天用生理盐水或庆大霉素生理盐水冲洗鼻腔每日2次,预防术中感染。③在心理护理方面,应耐心地向患者讲解手术的疗效、术中配合要点、术后注意事项等,解除患者心理负担,使其主动配合手术。

(2)术后护理:①局麻后患者取半卧位休息,禁食2 h,待吞咽自如后进食,以免误吸发生呛咳。②鼻腔内给予抗生素、激素与麻黄素混合液滴鼻2～4周,如鼻道内有纤维蛋白膜则去掉;眼部给予抗生素滴眼液滴眼2周。③1周内每日冲洗泪道1次,1个月内每周冲洗2次,3个月内每周冲洗1～2次。术后坚持冲洗泪道,直至造孔处鼻黏膜正常上皮化,这是保证手术成功的关键。

33. 经鼻内镜垂体瘤切除术的护理要点有哪些?

(1)术前护理

①　心理护理：向患者及家属讲解手术的目的、方法、术后注意事项、如何配合手术等，介绍手术成功病例，消除患者的顾虑，帮助其树立信心。

②　鼻腔准备：术前3天用含漱液漱口4次/日，术前1天剪除鼻毛，同时大腿外侧备皮，应注意切勿损伤鼻腔黏膜。有鼻炎、鼻窦炎患者须待炎症控制后方可行手术。

③　呼吸功能训练：术后患者由于鼻腔填塞、手术创伤、切口疼痛等，常用口呼吸，因此患者术前应训练用口呼吸。

④　术前协助患者完善各项必要的检查；必要时进行交叉配血试验；术前12h禁食禁水，术前晚难于入睡的患者按医嘱给予药物辅助睡眠。术晨按术前医嘱给药，准备检查结果和药物，送患者入手术室。

（2）术后护理

①　体位：全麻患者取去枕平卧位6h，头偏向一侧，保持呼吸道通畅。麻醉清醒6h后予床头抬高30°，以减轻头部充血，便于口鼻腔内分泌物向下流出，同时可促进颅内组织因重力作用向下压紧硬脑膜切口处，以利于愈合，减少脑脊液漏发生。术后患者应绝对卧床1周。

②　意识、瞳孔、生命体征观察：术后严密监测患者病情变化情况，24h心电监测，并准确记录，如患者有头痛、呕吐、意识、生命体征变化等情况应立即通知医生，给予处理。内出血常在术后24h内发生，患者出现意识障碍、瞳孔、生命体征变化、视物不清、视野缺损等，提示有颅内出血可能，应及时通知医师。

③　严密观察鼻腔分泌物：严格注意鼻腔内填塞时间，及时清理鼻咽分泌物，保持鼻腔清洁，防止逆行感染。不可经鼻置胃管、冲洗鼻腔或经鼻腔吸痰，以免细菌进入颅内造成逆行感染。

④　脑脊液鼻漏的护理：如发现鼻腔内有清亮液体流出或患者自觉有咸味液体流入咽部应考虑脑脊液漏的可能，应及时送检。同时应严密观察液体的颜色、性质，严禁用棉球、纱条、卫生纸等不洁物堵塞，可用无菌干棉球放在鼻孔处，渗透时及时更换。患者应卧床休息，禁止剧烈咳嗽、擤鼻，以防颅内压增高。

⑤ 垂体瘤术后尿崩症为最常见的并发症之一，由于术中垂体后叶或垂体柄损伤所致，因此在护理过程中，需要严格准确记录患者每小时尿量及24h尿量，以便合理经口或静脉补液，维持水、电解质平衡。如尿量＞250mL/h或2h尿量＞4000mL，尿色变淡，常提示多尿及尿崩的出现，应立即报告医生予处理。

⑥ 饮食指导：患者麻醉清醒后6h可进食，给予高热量、高蛋白、高维生素的半流质饮食，多食蔬菜水果，保持大便通畅，严防便秘的发生。

⑦ 口腔护理：患者张口呼吸使口腔黏膜干燥、口唇干裂，可涂石蜡油或温湿纱布覆盖嘴上，每日用生理盐水棉球行口腔护理2～3次。

34．鼻骨骨折患者如何选择复位时机？

鼻骨骨折患者在外伤后2～3h内尽早处理，一般不宜超过10天，以免发生畸形愈合。

35．如何护理鼻骨骨折的患者？

（1）复位时积极协助医生，并给予患者心理护理，告知及时、准确复位的重要性，使患者更好地配合。

（2）复位后嘱患者勿触碰鼻部，防止复位失败。并嘱患者避免用力擤鼻、打喷嚏等。

（3）鼻腔填塞纱条24～48h后取出，教会患者在此期间正确使用滴鼻剂。并嘱患者进食温凉的流质、半流质饮食，少量多次饮食，防止口唇干裂。

（4）遵医嘱使用抗生素；注意防止感冒。

（刘雪莲　蔡克文）

第五章

咽科患者护理

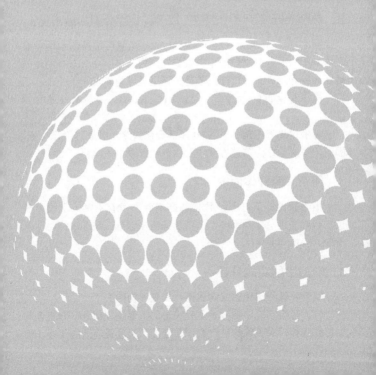

1. 咽分为哪几部分?

咽位于第 1～6 颈椎前方,为呼吸道和消化道的共同通道。成人全长约 12cm,上起颅底,下至第 6 颈椎下缘平面,于环状软骨下接食管入口。

咽根据其位置,自上而下分为鼻咽、口咽和喉咽三部分。

鼻咽(nasopharynx)又称上咽(epipharynx),位于颅底与软腭游离缘平面之间;口咽(oropharynx)又称中咽(mesopharynx),是口腔向后方的延续,介于软腭游离缘与会厌上缘平面之间,习惯上所谓的咽部即指此区;喉咽(laryngopharynx)又称下咽(hypopharynx),上起会厌软骨上缘,下至环状软骨下缘平面接食管入口。

2. 鼻咽癌好发于哪个部位? 以哪种病理分型为最常见?

鼻咽癌(carcinoma of nasopharynx)是我国常见的恶性肿瘤之一,占头颈部肿瘤发病率首位。在国内,鼻咽癌分布有明显的地区性差异,广东、广西、福建、湖南等省为高发区。

位于鼻咽部的咽隐窝(pharyngeal recess)是鼻咽癌的好发部位。

鼻咽癌患者中 95%～98% 属低分化鳞癌,对放射治疗敏感,因此,放射治疗为首选方案,其次为化疗或手术治疗。

3. 何谓"腺样体面容"?

由于长期张口呼吸,致使颌面部骨骼发育不良,上颌骨变长,腭骨高拱,牙列不齐,上切牙突出,唇厚,缺乏表情,即所谓的"腺样体面容"。

4. 咽的生理功能有哪些?

咽为呼吸和消化的共同通道,其生理功能如下。

(1)呼吸功能:咽腔是上呼吸道的重要组成部分,黏膜含有丰富的腺体,对吸入的空气有调节温度、湿度及清洁的作用,但与鼻黏膜相比，咽对吸入空气的调温、调湿作用相对较弱。

（2）吞咽功能：吞咽动作是由许多肌肉参与的反射性协调运动。

（3）防御保护功能：主要通过咽的吞咽、呕吐反射来完成。

（4）言语形成功能：咽腔为共鸣腔之一，发声时，咽腔和口腔可改变形状，产生共鸣，使声音清晰、和谐悦耳，并由软腭、口、舌、唇、齿等协同作用，构成各种语音。正常的咽部结构及发声时对咽部形态大小的相应调整，对清晰、和谐的发声起重要作用。

（5）调节中耳气压功能：咽鼓管咽口的开放，与咽肌的运动，尤其是吞咽运动密切相关。吞咽动作不断进行，咽鼓管不断随之启闭，以维持中耳内气压与外界大气压平衡，这是保持正常听力的重要条件之一。

（6）扁桃体的免疫功能：扁桃体为外周免疫器官，其生发中心含有各种吞噬细胞，可吞噬消灭各种病原体。同时，扁桃体还可以产生多种具有天然免疫力的细胞和抗体，可以清除、消灭从血液、淋巴或组织等途径侵入机体的有害物质。出生时扁桃体尚无生发中心，随着年龄增长，免疫功能逐渐活跃，特别是 3～5 岁时，因接触外界变应原的机会较多，扁桃体组织显著增大，此为正常生理现象。青春期后，扁桃体的免疫活动趋于减退，体积逐渐缩小。

5．急性咽炎的病因有哪些？

急性咽炎（acute pharyngitis）是咽黏膜、黏膜下组织及其淋巴组织的急性炎症，多发生于秋冬及冬春之交。可单独发生，亦可继发于急性鼻炎或急性扁桃体炎。受凉、疲劳、烟酒过度及全身抵抗力下降，均为本病的诱因。其病因如下。

（1）病毒感染：以柯萨奇病毒、腺病毒、副流感病毒多见，鼻病毒及流感病毒次之。病毒通过飞沫和亲密接触而传染。

（2）细菌感染：以链球菌、葡萄球菌及肺炎链球菌多见，其中以A组乙型链球菌感染者症状最为严重。若细菌或毒素进入血液，甚至发生远处器官的化脓性病变，称为急性脓毒性咽炎（acute septic pharyngitis）。

（3）物理化学因素：如高温、粉尘、烟雾、刺激性气体等。

6. 急性咽炎的并发症有哪些？

急性咽炎可引起中耳炎、鼻窦炎、喉炎、气管支气管炎及肺炎。若致病菌及其毒素侵入血循环，则可引起急性肾炎、风湿热、败血症等全身并发症。

7. 急性咽炎的治疗要点是什么？

（1）感染较重，全身症状较明显者，应卧床休息，选用抗病毒药物、抗生素治疗。

（2）全身症状轻或无，可采用局部治疗：复方硼砂溶液含漱；含服喉片，如西瓜霜润喉片、度米芬喉片、碘喉片、薄荷喉片、草珊瑚含片、华素片及溶菌酶含片等。另外，还可用1%～3%碘甘油、2%硝酸银涂抹咽后壁肿胀的淋巴滤泡，以达到消炎的目的。

（3）对症治疗：头痛发热者可给予物理降温或使用解热镇痛剂。

8. 急性咽炎与急性会厌炎在临床表现方面有何异同？

相同点：两者均起病急，患者有咽喉痛，吞咽时加重。

不同点：急性咽炎患者初觉咽部干燥、灼热、粗糙感、咳嗽，继而咽痛，多为灼痛，且空咽时咽痛较剧，咽痛明显时可放射至耳部，但全身症状一般较轻，患者无呼吸困难、言语不清表现。急性会厌炎患者咽喉疼痛多突然发生，且疼痛剧烈，严重者连唾液也无法咽下，讲话语音含糊不清。会厌肿胀可引起不同程度的呼吸困难，严重者可引起窒息。同时，患者全身症状明显，多数有畏寒、乏力、发热等，体温多在38～39℃。严重者伴有喉阻塞体征。

9. 急性咽炎与慢性咽炎在病因治疗方面有何不同？

急性咽炎病毒感染时可用抗病毒药，同时应用抗生素等。慢性咽炎主要应戒掉烟酒等不良嗜好，改善工作和生活环境，积极治疗鼻炎、气管炎、支气管炎等呼吸道慢性炎症及其他全身性疾病。

10. 急性扁桃体炎常见的致病菌是什么？其治疗要点是什么？

急性扁桃体炎的主要致病菌为乙型溶血性链球菌。另外，非溶血性链球菌、葡萄球菌、肺炎链球菌、流感杆菌、腺病毒、鼻病毒或单纯性疱疹病毒等也可导致本病。细菌和病毒混合感染者也不少见。近年来，还发现有厌氧菌感染病例。

其治疗要点包括以下几个方面。

（1）一般疗法：卧床休息，进流质饮食及多饮水，加强营养，疏通大便。咽痛较剧或高热时，可口服解热镇痛药。因本病具有传染性，患者需适当隔离。

（2）应用抗生素：为主要治疗方法，首选青霉素，根据病情决定用药途径。若治疗2～3天病情无好转，应分析原因，调整用药，可根据药敏试验改用其他种类抗生素，或酌情使用糖皮质激素。

（3）局部治疗：常用复方硼砂溶液或复方氯己定含漱液漱口，也可予喉片含服。

（4）中医中药及针刺疗法对本病也有一定的效果。

11. 急性扁桃体炎会传染吗？该如何预防？

急性扁桃体炎具有传染性，患者需适当隔离，如将患者与非感染性疾病患者分开安置，嘱患者戴口罩，医护人员接触患者时戴口罩，注意操作前后洗手等。

本病诱因甚多，故应采取多方面的预防措施，如平素锻炼身体、增强体质、劳逸结合、预防感冒、饮食调和、戒除烟酒、少食辛辣刺激性食物、注意口腔卫生等。对于反复发作者，或已有并发症者，建议在急性炎症消退2～3周后行扁桃体摘除手术。

12. 急性扁桃体炎的并发症有哪些？

急性扁桃体炎的并发症可分为局部并发症和全身并发症。

（1）局部并发症：为急性炎症直接侵犯临近组织所致。常见并发症包括扁桃体周蜂窝织炎、扁桃体周脓肿、咽旁脓肿、咽后脓肿，也可并发急性中耳炎、急性鼻炎、鼻窦炎、急性淋巴结炎、急性喉气管炎及急性支气管炎，甚至可引发肺炎等。

（2）全身并发症：很少数情况下，急性扁桃体炎还可引起身体其他系统的疾病。一般认为，这些并发症的发生与个别靶器官对链球菌所产生的Ⅲ型变态反应相关。也就是说，迟发型的抗原－抗体反应可以引起后链球菌疾病，可累及肾脏、大关节或心脏，引起急性肾小球肾炎、急性风湿热、风湿性心内膜炎。

13. 慢性扁桃体炎在怎样的情况下容易出现并发症？其常见的并发症有哪些？

慢性扁桃体炎患者在身体受凉受湿、身体衰弱、内分泌紊乱、自主神经功能失调、生活和劳动环境不良等情况下，容易出现各种伴发疾病。因此，慢性扁桃体炎常被视为全身其他部位感染的"病灶"之一，称为"病灶扁桃体"。

慢性扁桃体炎常见的并发症有风湿性关节炎、风湿热、心肌炎、肾炎、长期低热等。

14. 扁桃体切除术的适应证及禁忌证分别有哪些？

（1）适应证：①慢性扁桃体炎反复急性发作或多次并发扁桃体周脓肿；②扁桃体过度肥大，妨碍吞咽、呼吸及发声功能；③慢性扁桃体炎已成为引起其他脏器病变的病灶，或与邻近器官的病变有关联；④扁桃体角化症及白喉带菌者，经保守治疗无效时；⑤各种扁桃体良性肿瘤，可连同扁桃体一并切除，对恶性肿瘤则应慎重。

（2）禁忌证：①急性扁桃体炎发作时，一般不施行手术，宜在炎症消退2～3周后切除扁桃体；②造血系统疾病及有凝血机制障碍者，如再生障碍性贫血、血小板减少性紫癜、过敏性紫癜等，一般不手术，如扁桃体炎症与血液病相关必须手术切除时，应充分准备，精心操作，并在整个围手术期采取综合治疗；③患有严重全身性疾病，如活动性肺结核、风湿性心脏病、关节炎、肾炎、精神病等，病情尚未稳定时暂缓手术，未经控制的高血压患者，不宜手术，以免出血；④在脊髓灰质炎及流感等呼吸道传染病流行季节或流行地区，以及其他急性传染病流行时，或患上呼吸道感染疾病期间，不宜手术；⑤妇女月经期前和月经期、妊娠期，不宜手术；⑥患者亲属中免疫球蛋白缺乏或自身免疫病的发病率高，白细胞计数特别低者，不宜手术。

15. 如何对扁桃体切除术后的患者进行饮食指导？

扁桃体切除术后无出血者，局部麻醉2h、全身麻醉6h后可进食冷流质；次日如创面白膜生长良好者可改为半流饮食；术后第4天起，若情况允许，可酌情进食软食；2周内勿食过热、过硬食物；2周后酌情改为普食，应避免酸辣、过硬、过热及刺激性食物。

16. 扁桃体切除术后常见的并发症有哪些？其护理观察要点是什么？

扁桃体切除术后常见以下并发症。

（1）出血：有原发性出血和继发性出血，术后24h内发生者为原发性出血，继发性出血常发生于术后5～6天，此时白膜开始脱落，若进食不慎擦伤创面可致出血。

护理观察要点：术后24h内密切观察生命体征，尤其是血压变化；观察唾液颜色及量；小儿或全麻未醒者注意有无频繁的吞咽动作。

（2）伤口感染：患者抵抗力低下，术中无菌操作不严或术后出血可合并伤口感染。

护理观察要点：定时测量体温；观察创面局部情况；询问患

者咽痛的进展情况。若出现术后3天体温突然升高或术后体温一直持续在38.5℃以上；软腭和腭弓肿胀，创面不生长白膜或白膜生长不均匀，或白膜呈污秽色；患者咽痛加剧，并引起同侧耳内放射性疼痛；下颌角处淋巴结肿大和触痛等情况，则提示有感染的可能。

（3）肺部并发症：较少见。

护理上可通过观察患者的呼吸、面色、体温情况，并结合患者全身表现进行分析。

17. 咽部脓肿治疗要点是什么？如何进行病情观察？

咽部脓肿包括扁桃体周脓肿、咽后脓肿、咽旁脓肿，是指扁桃体周围隙内、咽后隙、咽旁隙的化脓性炎症，早期发生蜂窝织炎，继而形成脓肿。在脓肿形成之前，应给予足量敏感的抗生素和适量的糖皮质激素等药物治疗；脓肿形成后，需切开排脓；急性型咽后脓肿，一经确诊，应及早切开排脓。

病情观察要点：①全身症状，如观察是否有发热、畏寒、全身乏力、食欲不振等表现；②局部症状，如观察咽痛及颈部疼痛是否加剧，有无吞咽困难、张口困难等情况，注意观察脓肿是否发生破溃；③呼吸情况，评估是否有呼吸困难及呼吸困难的程度。

18. 咽部脓肿切开排脓术的护理要点有哪些？

（1）术前向患者说明切开排脓的目的及方法，安慰患者，减轻其紧张心理，以配合手术。

（2）准备好吸引器、手术器械及气管插管等设备。

（3）根据患者病情及医生操作要求，协助患者取合适的体位。

（4）配合医生穿刺抽脓，及时吸出脓液或血性液体。

（5）术中及术后密切观察患者呼吸情况及出血征象，做好护理记录。

（6）颈侧切开排脓者保持引流管的有效引流，并观察和记录引流量。

19. 腺样体肥大的手术治疗方法有哪几种？各自的优点是什么？

（1）腺样体切除器切除法：具有出血少、安全、易学、切除的腺样体不会掉入气管引起窒息等优点；缺点是有时易使腺样体残留，可导致术后复发。

（2）腺样体刮匙刮除法：此方法刮除腺样体较彻底，适用于较大的腺样体。但易造成咽后壁及侧壁的损伤，出血较用腺样体切除器时为多，并有引起窒息的危险。

（3）间接鼻咽镜下腺样体刮除法：本方法操作简单，视野清楚、直观，手术时间短，刮除腺样体彻底，不易复发，损伤小，止血可靠。

（4）鼻内镜下腺样体切除法：①用鼻内镜配备的旋转切割器直视下逐步切除腺样体。此方法具有视野暴露好、直观、切除彻底、止血可靠、复发少等优点，但亦有手术时间较长，经鼻腔途径时可造成术后粘连等缺点。②应用低温等离子射频技术行腺样体消融术。此方法具有安全、不出血或出血少、易操作、疗效好等优点。

20. 什么是鼻咽纤维血管瘤？其主要的治疗手段是什么？

鼻咽纤维血管瘤为鼻咽部最常见的良性肿瘤，由致密结缔组织、大量弹性纤维和血管组成，多见于 10 ～ 25 岁的青年男性，故又名"男性青春期出血性鼻咽血管纤维瘤"。鼻咽纤维血管瘤主要采取手术治疗。

21. 如何对鼻咽纤维血管瘤术后的患者进行病情观察？

（1）观察患者生命体征的变化，必要时予床边心电监护及血氧饱和度监测。

（2）观察鼻腔分泌物的量、性质，唾液性状（是否为鲜红、血性液），以了解是否有出血。

（3）全麻未醒者，应注意观察其有无频繁的吞咽动作，如有，应警惕是否有活动性出血。

（4）肿瘤侵及颅内者，应密切观察其意识、瞳孔、视力及生命体征的变化，以了解有无颅内并发症的发生。

22. 鼻咽癌的治疗方法有哪些？

鼻咽癌大多属低分化鳞癌，对放射治疗敏感，因此，放射治疗为首选方案。但对于较高分化癌，病程较晚以及放疗后复发的病例，手术切除和化学药物治疗亦属不可缺少的手段。

23. 阻塞性睡眠呼吸暂停低通气综合征有哪些危害？

阻塞性睡眠呼吸暂停低通气综合征是指睡眠时上气道塌陷阻塞引起的呼吸暂停和通气不足，伴有打鼾、睡眠结构紊乱，频繁发生血氧饱和度下降以及白天嗜睡等症状。

持续较久或反复的呼吸暂停，会引起低氧血症和高碳酸血症，久之可导致全身诸多系统损害：①呼吸系统，可引起呼吸性酸中毒，甚至发生呼吸骤停；②心血管系统，可导致原发性高血压及肺源性心脏病、心律失常、心脏停搏等，心律失常是睡眠过程中发生猝死的主要原因；③血液系统，可引起继发性红细胞增多症，并引发一系列相关症状；④神经系统，如白天嗜睡、注意力不集中、智力减退、记忆力下降、情绪障碍等；⑤内分泌系统，如生长激素释放减少，影响患儿生长发育。

24. 阻塞性睡眠呼吸暂停低通气综合征的诊断依据是什么？

（1）症状：患者常有白天嗜睡，睡眠时严重打鼾和反复的呼吸暂停现象。

（2）体征：检查发现有上气道狭窄的因素。

（3）多导联睡眠监测检查每夜7h睡眠过程中呼吸暂停及低通气反复发作30次以上，或睡眠呼吸暂停和低通气指数≥5次/h，呼吸暂停以阻塞性为主。

（4）影像学检查显示上气道结构异常。

25．阻塞性睡眠呼吸暂停低通气综合征患者术前的护理要点是什么？

（1）尽量勿安排患者在大病房，以保证睡眠环境安静，同时减少鼾声对其他人的影响。

（2）准备吸氧及吸痰设备、心电监护仪、气管切开包等急救用物，以备急用。

（3）密切观察患者的生命体征，特别是呼吸及打鼾情况。应加强夜间巡视，注意入睡后血氧饱和度的变化，警惕频繁呼吸暂停甚至猝死的发生。

（4）协助完善各项术前检查，尤其是多导睡眠监测和全身情况的检查，评估患者是否存在高血压、高血脂、糖尿病及心脏疾病等。

（5）指导患者睡眠时采取半坐卧位或侧卧位。睡前不用镇静安眠药。

（6）必要时，遵医嘱予持续低流量吸氧或使用正压通气治疗，以纠正缺氧。

（7）注意口腔护理，有牙龈脓疡者，应予处理；术前3日清洁口腔，每天可用生理盐水或漱口水漱口。

（8）健康指导包括：①控制饮食，戒烟酒，适当运动，适当减肥；②避免受凉，预防上呼吸道感染。

（9）术前当日指导家属准备冷流质（冷纯牛奶、无渣的冰激凌等），以备手术后当天食用。对于不能进食冷流质者，可准备凉流质。

（10）心理护理：睡眠打鼾对患者生活和社交造成一定的影响，容易产生自卑情绪，护士应充分尊重患者，耐心向患者及家属讲解疾病的相关知识及配合要点，解除患者及家属的紧张心理。

（11）做好术前相应准备。

26. 阻塞性睡眠呼吸暂停低通气综合征疗效的评定标准是什么?

（1）随访时间：6个月和1年以上，必须有睡眠监测（PSG）结果。

（2）疗效评定标准（见表5-1）。

表5-1　OSAHS疗效评定标准

疗效评定	AHI/（次/h）	SaO₂/%	症状
治愈	<5	>90	基本消失
显效	<20和降低≥50%		明显减轻
有效	降低≥25%		减轻
无效	降低<25%		无明显变化

注：AHI为睡眠呼吸暂停低通气指数（apnea hypopnea index，AHI），是指平均每小时睡眠中呼吸暂停和低通气的次数。SaO₂为血氧饱和度。

27. 腭垂腭咽成形术后的病情观察要点有哪些?

（1）体温、呼吸、血压、血氧饱和度情况。

（2）观察唾液性状，听取患者主诉，尤其是术后24h内及术后第6～8天，要密切观察伤口是否有出血情况。

（3）伤口白膜颜色及覆盖情况。

（4）睡眠质量，入睡后鼾声是否改善。

（5）是否存在暂时性鼻咽反流。

28. 什么是茎突综合征? 其有什么治疗方法?

茎突综合征（styloid process syndrome），又称Eagle综合征，是指茎突过长或茎突伸向方位及形态异常所引起的咽、耳、颈部症状群。

手术截短过长的茎突是最有效的治疗方法。茎突过长但不引起症状者无须治疗。

29. 什么是咽异感症? 它与哪些因素有关?

咽异感症（abnormal sensation of pharynx）是一种症状，而

不是一个独立的疾病，常泛指除疼痛以外的各种咽部异常感觉或幻觉，如梗阻感、痒感、灼热感、蚁行感等。祖国医学称其为"梅核气。"

通常认为，咽异感症与以下几种因素有关。

（1）咽及邻近器官因素：无论原发性或继发性，凡病变累及咽或咽壁的任何一层组织，使咽部的感觉神经受到刺激，均可产生咽异感症。

（2）远处器官和全身性因素：迷走神经在胸腔和腹腔诸脏器中有着广泛的分布，这些脏器罹病时可在咽部产生各种异常感觉。

（3）精神因素：精神因素对于咽异感症的发生和症状的轻重起伏有着明显的影响。

（胡丽茎　黄佳瑜）

第六章

喉科患者护理

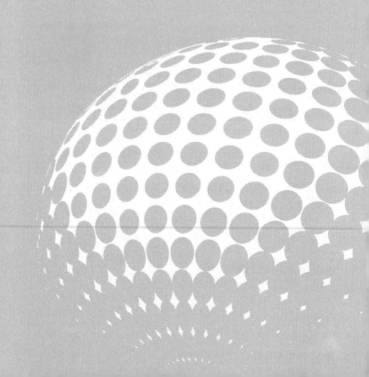

1. 喉部唯一呈完整环形的软骨是什么？此结构有什么重要的意义？

环状软骨（cricoid cartilage）为喉部唯一呈完整环形的软骨。此结构对于支撑呼吸道，保持其通畅至关重要。如其被损伤，常后遗喉狭窄。

2. 喉部检查手段有哪些？

喉部检查手段包括喉的外部检查、间接喉镜检查、直接喉镜检查、纤维喉镜及电子喉镜检查、动态喉镜检查、喉影像学检查、嗓音分析、喉肌电图等。在进行喉部检查之前，先询问病史，分析症状，并注意患者的全身情况，包括表情、气色、呼吸等。

如遇喉阻塞等紧急情况，应根据简要病史、症状和体征，迅速做出初步诊断，首先解决呼吸困难和紧急的治疗问题，迅速抢救患者生命。待病情稳定后再进行常规的喉部检查。

3. 喉部阻塞性病变可引发何种性质的呼吸困难？其原因是什么？

喉部阻塞性病变可引发吸气性呼吸困难。呼吸过程可分为吸气相及呼气相，吸气发生困难，称为吸气性呼吸困难，主要表现为吸气时间延长。其主要由于喉部阻塞性病变，导致喉腔狭窄，吸气时空气不能通畅地进入气管、支气管及肺内，此时胸腔内负压增加，出现胸廓周围软组织凹陷，如胸骨上窝、锁骨上窝、剑突下出现凹陷，临床上称之为"三凹"征，严重者肋间隙也可发生凹陷。

4. 可引起吞咽困难的喉部疾病有哪些？

（1）急性会厌炎：急性会厌炎可引起喉部剧痛，吞咽时疼痛加重，使得患者不敢吞咽。

（2）喉软骨膜炎和喉脓肿：这种情况常继发于喉外伤或放疗之后，患者因喉痛引起吞咽困难。

（3）喉疱疹：当疱疹破溃形成创面时喉痛明显，可引起吞咽困难。

（4）喉结核：当会厌、杓区等部位发生溃疡时喉痛明显，可引起吞咽困难。

（5）环杓关节炎：如炎症重，可因疼痛引起吞咽困难。

（6）喉癌晚期：如肿瘤溃烂，可产生喉痛，引起吞咽困难。

（7）喉神经麻痹：喉神经麻痹分中枢性和周围性。中枢性疾病如椎－基底动脉硬化症、小脑后下动脉血栓、多发性硬化、脑干肿瘤等造成位于延髓的疑核等受损引起喉神经麻痹。周围性疾病如鼻咽癌、迷走神经鞘瘤、颈静脉球体瘤等损伤迷走神经可造成喉神经麻痹，颈部手术、外伤等损伤了喉返神经或喉上神经均可引起喉神经麻痹，引起吞咽时食物、唾液进入气管，使患者呛咳，造成吞咽困难。

5．先天性喉喘鸣的治疗原则是什么？其护理要点有哪些？

一般而言，患儿若症状较轻，可不治疗。但需密切观察病情，给予充足合理的营养，待其逐步发育成长至2～3岁时，症状多可自行缓解。如遇呼吸困难明显者，应考虑气管切开。

护理要点：①密切观察病情，包括呼吸情况；有无吸气性喉喘鸣音及发绀症状；胸骨上窝、锁骨上窝、肋间隙、剑突下等处有无吸气性软组织凹陷；饮食及睡眠情况。②如发作较重，出现呼吸困难者，予调整体位，取侧卧位可减轻症状。③准备气管切开等急救用物。呼吸困难明显者，配合医生进行紧急气管切开等处理。④必要时给予氧气吸入。⑤健康指导，包括平时勿使受惊，以免发生喉痉挛；尽量避免呼吸道感染，天气转变时多加小心，以防发生喉阻塞；增强营养。

6．小儿急性喉炎与成人急性喉炎在临床表现方面有何异同？

相同点：两者均有声嘶、咳嗽。

不同点：小儿急性喉炎有明显的犬吠样咳嗽、吸气性喉喘鸣和吸气性呼吸困难。成人急性喉炎咳嗽、咳痰一般不严重。

7. 小儿急性喉炎为什么易发生呼吸困难？

（1）小儿喉腔较小，黏膜一旦出现肿胀，易致声门裂阻塞。

（2）喉软骨柔软，黏膜与黏膜下层附着不紧密，罹患炎症时肿胀较显著。

（3）喉黏膜下淋巴组织及腺体组织丰富，容易发生黏膜下浸润而使喉腔变窄。

（4）小儿咳嗽功能较差，气管及喉部分泌物不易排出。

（5）小儿对感染的抵抗力及免疫力不如成人，故炎症反应较重。

（6）小儿神经系统较不稳定，容易发生喉痉挛；痉挛除可引起喉阻塞外，又促使充血加剧，喉腔更加狭小。

8. 喉部急性炎症的护理要点是什么？

（1）进食温凉流质或半流质，少量多餐，以利吞咽，并减轻疼痛；禁食辛辣、烧烤等刺激性食物，戒烟酒。

（2）卧床休息，减少活动量；取半坐卧位或舒适体位。

（3）保持呼吸道通畅，必要时吸痰、吸氧，根据病情调节氧流量。

（4）急性喉炎及急性会厌炎者，床边备好气管切开包及气管插管等急救用物。如患者出现3度呼吸困难，应做好气管切开的相关准备。

（5）保持口腔清洁，可予漱口液含漱。

（6）发热患者予物理降温，高热者遵医嘱应用解热镇痛药物。

（7）咽喉部疼痛者予口含冰块或颈部冰敷，或遵医嘱使用镇痛药物。

（8）严密观察患者病情：①意识、生命体征，必要时给予床边心电监护及血氧饱和度监测；②声嘶及咳嗽情况；

③患者咽喉部红肿情况及口腔分泌物的量和性质；④急性喉炎及急性会厌炎患者，应观察其是否有呼吸困难的症状，如吸气性软组织凹陷、吸气性喉喘鸣音、发绀等，注意患者进食及睡眠情况；⑤急性扁桃体炎者，应观察其是否有咽痛加剧、语言含糊、张口受限、咽部红肿膨隆等咽部脓肿形成的征象；⑥合并颈周肿胀者，应每班定点测量颈周，以观察病情的进展。发现异常，立即报告医生并协助抢救，及时做好护理记录。

（9）心理护理：安慰患者和家属，以缓解其紧张情绪。

（10）落实基础护理，根据病情及自理能力按需给予床上擦浴或协助进行皮肤清洁。

9. 声带小结的主要原因是什么？声带小结多发于什么部位？

此病多见于职业用声或用声过度的人，故目前认为长期用声过度或用声不当是本病的重要原因。在声带前、中1/3交界处，在发声时振幅最大，用声过度或用声不当会导致该处形成小结。

10. 声带小结及声带息肉的声嘶表现有何不同？

声带小结早期症状轻，仅用声多时感觉声带疲劳，时好时坏，呈间歇性。以后逐渐加重，由间歇性发展为持续性。

声带息肉表现为较长时间声嘶。声嘶程度与息肉大小和部位有关，通常息肉大者声嘶重，反之声嘶轻。息肉长在声带游离缘处声嘶明显，长在声带上表面对发声的影响小。

11. 声带小结/息肉切除术后都不能说话吗？

声带小结/息肉切除术后不要求完全禁声，应少说话，正确发声。使声带充分休息，减轻声带充血水肿。术前应指导患者正确发声（无张力发声），术后2～4周尽量少说话，一两句对话并不会影响术后恢复。双侧声带息肉切除术后患者应该适当讲话，防止双侧声带粘连。

12. 什么是功能性失声？其有什么临床表现？如何治疗功能性失声？

功能性失声又称癔症性失声（hysterical aphonia），是由于明显的心理因素引起的暂时性发声障碍，多见于青年女性。

其主要表现为突然失声或仅能发出耳语声，但咳嗽等可有声音。

治疗多采用暗示疗法，首先要使患者建立定能治愈的信心。可供选用的暗示疗法有颈前注射、针刺、共鸣火花等。对情绪紧张而激动者可适当给予镇静药物。

13. 小儿乳头状瘤好发于哪个年龄段的儿童？其主要的病因是什么？

小儿喉乳头状瘤（laryngeal papilloma in children）以10岁以下儿童多见。80%发病于7岁以前，更集中于4岁以下。

目前认为此病是由喉乳头状瘤病毒（HPV）感染引起，多由生产时经产道感染。近年研究证明，在HPV的各个亚型中HPV_6和HPV_{11}是喉乳头状瘤的主要致病因素。

14. 小儿乳头状瘤的主要临床表现有哪些？小儿乳头状瘤有什么治疗方法？

小儿乳头状瘤主要症状为进行性声嘶，肿瘤较大者甚至失声，也可出现喉喘鸣及呼吸困难。由于儿童喉腔较小，肿瘤生长亦较快，且倾向于多发性，故易发生喉阻塞。

小儿乳头状瘤常用的治疗方法为手术疗法加免疫疗法。儿童患者易复发，需反复多次手术。

15. 小儿喉乳头状瘤患者的护理要点有哪些？

（1）有呼吸困难者，床边准备好吸氧、吸痰、气管切开等物，以备急用。

（2）保持呼吸道通畅，必要时吸氧，根据病情调节氧流量。

（3）尽快完善各项术前检查，呼吸困难者遵医嘱行动脉血气检查。准备紧急手术者，予禁食。

（4）指导患儿尽量卧床休息，减少活动量，嘱患儿家属不得随意带患儿离开病房，患儿避免奔跑、哭闹，以免加重呼吸困难。

（5）尽快建立静脉通道，遵医嘱正确用药。

（6）严密观察病情：①呼吸情况，是否有吸气性呼吸困难症状；②面色、口唇及甲床的颜色，必要时监测指脉氧饱和度，观察是否有缺氧表现；③吸气性呼吸困难者，严密观察意识、生命体征、指脉氧饱和度，尤其是呼吸及心率的变化。

（7）做好心理护理，评估患儿及家属的焦虑程度，积极给予心理疏导，帮助患儿及家属树立战胜疾病的信心。

（8）保持口腔清洁，预防口腔感染。

（9）气管切开者按"气管切开护理常规"护理。

16．什么是喉阻塞？其常见的原因有哪些？

喉阻塞（laryngeal obstruction）又称喉梗阻，是因喉部或其邻近组织的病变，使喉部通道发生阻塞，引起呼吸困难，是耳鼻喉科常见的急症之一。

其常见原因有喉部或相邻组织急性炎症、喉部外伤、喉水肿、喉异物、喉肿瘤、先天性喉畸形、声带瘫痪。

17．喉阻塞有什么临床表现？

（1）吸气性呼吸困难：是喉阻塞的主要症状。

（2）吸气性喉喘鸣：喉喘鸣声的大小与阻塞程度呈正相关。

（3）吸气性软组织凹陷：如胸骨上窝、锁骨上、下窝、胸骨剑突下或上腹部、肋间隙于吸气时向内凹陷。

（4）声嘶、发绀。

18．如何对喉阻塞引起的呼吸困难进行临床分度？

根据病情轻重，将喉阻塞分为以下4度。

（1）1度：安静时无呼吸困难。活动或哭闹时有轻度吸气期呼吸困难、稍有吸气期喉喘鸣及吸气期胸廓周围软组织凹陷。

（2）2度：安静时也有轻度吸气期呼吸困难，吸气期喉喘鸣和吸气期胸廓周围软组织凹陷，活动时加重，但不影响睡眠和进食，无烦躁不安等缺氧症状。脉搏尚正常。

（3）3度：吸气性呼吸困难明显，喉喘鸣声较响，吸气期胸廓周围软组织凹陷显著，并出现缺氧症状，如烦躁不安、不易入睡、不愿进食、脉搏加快等。

（4）4度：呼吸极度困难。患者坐卧不安、手足乱动、出冷汗、面色苍白或发绀、定向力丧失、心律不齐、脉搏细速、昏迷、大小便失禁等。

19. 喉阻塞的治疗原则是什么？

对急性喉阻塞患者，须争分夺秒，因地制宜，迅速解除呼吸困难，以免造成窒息或心力衰竭。根据其病因及呼吸困难的程度，采用药物或手术治疗。

1度：明确病因，积极进行病因治疗。如由炎症引起，使用足量的抗生素和糖皮质激素。

2度：因炎症引起者，用足量有效的抗生素和糖皮质激素，大多可避免气管切开术。若为异物，应迅速取出；如为喉肿瘤、喉外伤、双侧声带麻痹等一时不能去除病因者，应考虑行气管切开术。

3度：由炎症引起，喉阻塞时间较短者，在密切观察下可积极使用药物治疗，并做好气管切开术的准备。若药物治疗未见好转，全身情况较差时，宜及早行气管切开术。若为肿瘤，则应立即行气管切开术。

4度：立即行气管切开术。若病情十分紧急时，可先行环甲膜切开术，或先气管插管，再行气管切开术。

20. 一般情况下，行气管切开术时宜选择何处切开气管？"安全三角区"所指的区域是哪里？

行气管切开术一般在第3～4气管环处切开气管，避免切开第1环，以免损伤环状软骨而导致喉狭窄，切口亦不应低于第5环，防止发生大出血。而甲状腺峡部一般位于第2～4气管环，气管切口宜于甲状腺峡部下缘处，以避免损伤甲状腺造成出血。

"安全三角区"是指以胸骨上窝为顶、两侧胸锁乳突肌前缘为边的三角形区域。气管切开术应在该区内沿中线进行，可避免误伤颈部大血管。

21. 如何选取气管切开术的手术体位？

气管切开手术一般取仰卧位，垫肩、头后仰，并保持正中位。气管切开时需专人固定头部，尤其是烦躁不安的患者和小儿。如体位不正、暴露气管较困难、头未固定好、气管偏斜、气管切口不正等，易发生术后并发症。

22. 气管切开所需的气管套管包括哪些组件？如何选择合适型号的气管套管？

气管套管组件包括：外套、内套、管芯。

根据患者的年龄、性别选择适当型号的气管套管（表6-1）。

表6-1　金属气管套管型号选用表

内径/mm	4.0	4.5	5.5	6.0	7.0	8.0	9.0	10
长度/mm	40	45	55	60	65	70	75	80
适用年龄	1～5个月	1岁	2岁	3～5岁	6～12岁	13～18岁	成年女性	成年男性

23. 气管切开插入气管套管后，如何判断气管套管放置在气管内？

切开气管后，插入带有管芯的套管，迅速拔出管芯，即有分泌物咳出，如无分泌物咳出，可用少许棉絮置于管口，视其是否随呼吸飘动，如无飘动，则说明套管不在气管内，应拔出套管，重新插入。

24. 保持气管内套管通畅的护理措施主要有哪些？

成人一般4～6h清洗套管内管1次，清洗消毒后立即放回，内套管不宜离外套管时间过久，取出时间不可超过30min，以防外套管被分泌物阻塞。如分泌物较多或小儿气管切开，要增加清洗次数，以防分泌物干涸于管内壁而阻塞呼吸。

25. 如何对气管切开术后的患者进行气道管理？

（1）保持气管套管通畅和清洁是气管切开术后护理的关键。有分泌物咳出时，应及时擦净。内套管一般4～6h清洗1次，12h消毒1次。分泌物较多时，应增加清洗次数；气管套管敷料每天更换2次，污染时随时更换。

（2）保持室内合适的温湿度，温度以患者自感舒适为宜，相对湿度70%以上。必要时，可给予空气湿化，以免空气干燥导致痰痂形成而堵塞气道。

（3）取平卧位或半坐卧位，指导患者有效咳嗽、咳痰，必要时协助翻身拍背，以促进痰液排出。对于痰液黏稠不易咳出或术后因伤口疼痛不敢咳痰者，给予负压吸引，及时吸除气管内分泌物。

（4）视患者情况，必要时予氧气吸入。

（5）气管内分泌物黏稠者可予雾化吸入，可用生理盐水、糜蛋白酶或沐舒坦等稀释痰液药物。同时给予气管内滴药。

（6）预防套管脱出：气管套管系带应打死结，松紧度以能容纳一个手指为宜，经常检查系带松紧度和牢固性，发现异常及时调整；告知患者不得随意解开或自行调整系带，若咳嗽剧烈时，应用手稍固定气管套管外翼。

26. 气管切开后患者再次出现呼吸困难，可能的原因是什么，该如何处理？

气管切开后，患者呼吸平顺，若再次出现呼吸困难，其原因可能是多方面的，但从气管套管因素来说，常见的原因有以下3种。

（1）内气管套管阻塞：应迅速拔出内气管套管，呼吸即可改善，清洁后再放入。

（2）外气管套管或下呼吸道阻塞：拔出内气管套管后呼吸仍无改善，应滴入抗生素药液，并进行深部吸痰，必要时更换气管套管。

（3）套管脱出：应立刻通知医生并协助重新置管。气管切开后应经常检查系带的松紧度和牢固性，防止脱管，系带松紧以能容纳1指为宜，并禁止打活结以免发生脱管。

27. 气管切开的常见并发症有哪些？

气管切开的常见并发症有皮下气肿、纵隔气肿、气胸、出血及拔管困难等，其中皮下气肿最为常见。皮下气肿一般在24h内停止发展，可在1周左右自行吸收。严重者应立即拆除切口缝线，以利气体逸出。

28. 气管切开患者在什么情况下可以拔除气管套管？气管切开患者在护理上有哪些注意事项？

经治疗，呼吸道阻塞症状解除，呼吸恢复正常，可考虑拔管。

护理上应注意如下几点：①拔管前先堵管24～48h，在活动及睡眠时呼吸平稳，方可拔管；②如堵管过程中患者出现呼吸困难，应立即拔出塞子；③拔管后在1～2天内严密观察呼吸，叮嘱患者不要随意离开病房，并在床旁备好紧急气管切开用品，以便患者再次发生呼吸困难时紧急使用。

29. 如何预防气管套管脱出？

防止气管套管脱出的措施如下。

（1）气管套管系带禁打活结，松紧以能容纳1个手指为宜。

（2）气管切开患者，特别在术后3天内，应经常检查伤口出血情况、颈部皮下气肿情况、系带的松紧度和牢固性，发现问题及时处理，及时调整系带松紧。

（3）告诉患者和家属不得随意解开或调整系带。

（4）吸痰时动作宜轻柔。

（5）告知患者勿用力咳嗽。若咳嗽剧烈时，应用手稍固定气管套管外翼。

30. 如何对需戴气管套管出院的患者进行自我护理指导？

对于需戴气管套管出院的患者应教会其或家属以下内容。

（1）消毒内套管、更换气管垫的方法。

（2）湿化气道和增加空气湿度的方法。

（3）洗澡时防止水流入气管。

（4）外出时注意遮盖套管口，防止异物吸入。

（5）定期门诊随访。

（6）如发生气管外套管脱出或再次呼吸不畅，应立即到医院就诊。

31. 什么情况下宜行气管插管？

患者出现下列情况宜行气管插管。

（1）病情十分紧急，不能承受气管切开术者。

（2）估计呼吸困难短期内可缓解而不必做气管切开者。

（3）急性喉阻塞：如新生儿呼吸困难、急性感染性喉阻塞、颈部肿块压迫喉气管引起呼吸困难、紧急气管切开术预先置入气管插管以解除呼吸困难者。

（4）需抽吸下呼吸道潴留的分泌物，或各种原因导致的呼吸功能衰竭，需进行人工呼吸者。

32. 气管插管的常见并发症有哪些，应如何预防？

气管插管的常见并发症有喉、气管插伤、溃疡、水肿、肉芽形成及环杓关节脱位等，严重可致喉狭窄。

预防并发症应有如下措施：①熟练的插管技术；②选择大

小适宜的插管；③插管保留时间不宜超过48h；④带有气囊的插管，不要充气过多，并每小时放气5～10min，以免发生局部压迫性坏死。

33. 如何选择合适的气管插管型号？

根据患者年龄选择适当型号的气管插管（表6-2）。

表6-2　气管插管的选择与规格

年龄	内径/mm	外径/mm	周径/mm
新生儿	2.0～2.5	3.3～4.0	10～12
1岁以内	3.0～3.5	4.7～5.3	13～16
1～2岁	4.0～4.5	6.0～6.7	17～20
3～4岁	4.5～5.0	6.7～7.4	20～22
5～6岁	5.0～5.5	7.3～8.0	22～24
7～9岁	5.5～6.0	8.0～8.7	24～26
10～14岁	6.0～6.5	8.7～9.3	26～28
成年女性	7.0～7.5	10.0～10.7	30～34
成年男性	8.0～8.5	11.3～12.0	34～36

34. 按肿瘤发生的部位，喉癌大致可分为哪几种类型？典型的喉癌早期症状分别是什么？

根据癌肿发生的部位，喉癌大致可分为以下几种类型。

（1）声门上型：早期常无显著症状，仅有喉部不适感或异物感。

（2）声门型：早期症状为声嘶，随着肿块增大，声嘶逐渐加重。

（3）声门下型：早期症状不明显，常规喉镜检查不易发现。

（4）声门旁型：早期可无症状，当出现声嘶时，已先有声带固定，而喉镜检查仍未能窥见肿瘤。

35. 喉癌最常见的病理分型是什么？

喉癌中93%～99%为鳞状细胞癌，腺癌、未分化癌等极少见。

36．喉癌的治疗方法有哪些?

喉癌的治疗方法包括手术、放疗、化疗及生物治疗等。根据肿瘤的范围及扩散情况,选择合适的治疗方案,目前多主张手术加放疗的综合治疗。

37．全喉切除术前护理指导包括哪些?

由于全喉切除术后的患者将失去发声功能,故对此类患者的术前护理指导,除了常规术前指导外,重点在于术后沟通指导,应教会患者术后如何表达自身感受与需求,还有自我护理的注意事项等。

(1)饮食指导:宜进食清淡、易消化、高营养的食物,忌辛辣食物;戒烟酒;有吞咽困难者应及时告知管床医生及护士,以便及时通过胃管或静脉等途径补充营养。术前12h禁食,禁饮4h。

(2)作息指导:保证充足睡眠,以提高机体抵抗力。有呼吸困难者,应卧床休息,减少活动,以降低机体耗氧量及减轻心脏负担。

(3)常规术前指导:教会患者所有全麻术前的准备工作。

(4)特殊指导:①保持口腔清洁,术前3天用含漱液漱口,以预防术后咽喉部伤口的感染;②教会患者放松的技巧,如颈部肌肉放松、缓慢深呼吸等;③由于术后会暂时失去语言能力,故应在术前教会患者术后表达自身感受及需求的方法,如简易的手势表达、书面表达等,并指导家属于术前准备好纸、笔或小白板等书写用物,以便于术后沟通时使用;④备好小镜、纸巾等物品,用于术后练习自行更换气管外套管、抹除气管造口外痰液及分泌物。

38．喉癌术后患者(无喉者)可以采取的发声方式有哪几种?

喉全切除后,有几种不同的发声方法可以帮助患者重建发声功能。

(1)食管发声:最为经济、简便,但这种发声方法需要长时间训练,且发声断续、说话费力。

（2）人工喉和电子喉发声：人工喉存在佩戴和携带不便的缺点，电子喉是无喉者常用的交流方式，但所发出的声音常带有杂音。

（3）食管气管造瘘术。

（4）气管（环）咽吻合术。

39．如何做好无喉者的居家护理指导？

无喉者的居家护理指导包括以下几个方面。

（1）清洗、消毒和更换气管套管的方法。

（2）外出或沐浴时保护造瘘口：外出时可用有系带的清洁纱布垫系在颈部，遮住气管造口入口，防止异物吸入。盆浴时水不可超过气管套管，淋浴时注意勿使水流入气管套管。

（3）自我观察、清洁、消毒造瘘口：用镜子观察造瘘口是否有痰液或痰痂附着，可用湿润棉签进行清洁，必要时用酒精棉球消毒造瘘口周围皮肤。

（4）湿化气道，预防气道内痂皮形成：①痰液黏稠时可定时向气道内滴入湿化液，以稀释痰液防止痰液干燥结痂；②多饮水，保证体内水分供给充足；③保持室内温、湿度适宜，空气清新，室内过于干燥时应进行空气湿化。

（5）适当休息和工作，掌握锻炼程度，增强体质，提高机体抵抗力。不到人群密集的地方。

（6）加强营养，多进高蛋白、高热量、富含维生素和纤维素的食物，禁烟酒和刺激性食物，保持大便通畅。

（7）定期随访：出院后2周回院复诊，此后按医嘱复诊时间门诊随诊，随诊时间5年。

（8）如出现呼吸不畅、造瘘口有出血或新生物、颈部扪及肿块等情况，应及时到医院就诊。

（9）根据自身实际情况选择重建发声功能的方式，积极参加社交活动。护士应向患者提供有关发声能力康复训练、参与社会活动组如喉癌俱乐部等的信息。

（胡丽茎　吴洁丽）

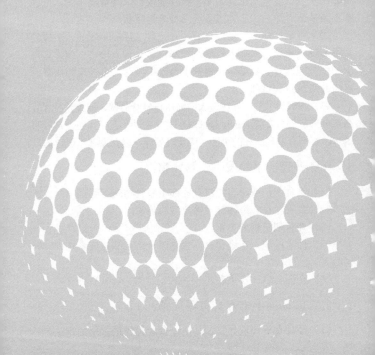

第七章

食管、气管及支气管异物患者的护理

1. 食管有哪几个生理狭窄? 食管异物好发部位在哪里?

食管位于消化道最上部,为富有弹性的肌性管道。食管有4个生理性狭窄;第一个狭窄即食管入口,在距上切牙的16cm处,是食管最狭窄处,异物最易嵌顿于此;第二个狭窄由主动脉弓压迫食管左侧壁而形成,位于距上切牙23cm处,当异物嵌顿于第二狭窄时,随时都会危及患者的生命;第三个狭窄为左侧主支气管压迫食管前壁所形成,位于第二狭窄处下4cm;第四个狭窄是食管通过横隔裂孔而成,位于距上切牙40cm处。

2. 食管异物的临床表现有哪些?

(1) 吞咽困难:异物较大、尖锐或者合并感染者,吞咽困难明显,重者可能饮水也感困难。如异物较小,病情轻微者,可进食半流质或者流质。小儿患者常伴有流涎症状。

(2) 吞咽疼痛:异物较小或较圆钝时,疼痛不明显。尖锐的异物或继发感染时疼痛多较重。异物位于食管上段时,疼痛多位于颈根部或胸骨上窝处;异物位于食管中段时,常表现为胸骨后疼痛并可放射到背部。

(3) 呼吸道症状:异物较大向前压迫气管后壁,或异物位置较高部分未能进入食管而压迫喉部时,尤其在幼小儿童,可出现呼吸困难,甚至有窒息致死的可能。应及时处理,以保持呼吸道通畅。

3. 在哪些情况下易发生食管异物?

(1) 进食匆忙或疏忽,没有仔细咀嚼食物就下咽。

(2) 食管存在疾患如肿瘤等致食管狭窄。

(3) 儿童咽防御能力差。

(4) 假牙松脱,在进食黏性食物时一同下咽,或者在昏迷时误咽。

(5) 企图自残、自杀者。

4. 食管异物的手术方式有哪几种?

(1) 经硬食管镜取异物:是治疗食管异物最常用的方法。一般采用全身麻醉的方法，估计异物较易取出时，成人可采用黏膜表面麻醉。

（2）经纤维食管镜或电子食管镜取异物：适用于较小而细长的异物。

（3）foley管法：适用于外形扁平、表面平滑的异物，如硬币、围棋等。

（4）颈侧切开：适用于食管上段异物伴颈段食管周围脓肿者。

（5）开胸术取异物：对于嵌顿严重、食管穿孔合并纵隔脓肿，用以上方法难以取出时，可考虑应用此手术方法。

5. 食管异物患者怀疑食管穿孔，做X线检查应该用哪种造影剂，为什么？

食管异物患者怀疑食管穿孔，做X线检查常用碘油作为造影剂，禁用吞钡检查，以免钡剂流入纵隔，引起纵隔炎或纵隔脓肿等并发症。

6. 食管异物患者术后什么时候可以进食？

（1）异物取出术后，经检查确认无异物残留、食管黏膜无损伤、无穿孔，根据麻醉的方式决定进食的时间，全身麻醉术后6h可进食，表面麻醉术后2h可恢复进食，以保证营养供给。

（2）术中发现有食管黏膜损伤，应禁食24～48h，给予静脉输液维持水电解质的平衡。

（3）食管穿孔的患者，留置胃管，进行鼻饲流质饮食。

7. 食管异物并发症的观察要点有哪些？

（1）食管炎/食管周围炎或食管周围脓肿：①观察有无感染，如发热、颈部活动受限、局部疼痛加重等情况；②观察呼吸情况，咽后脓肿压迫喉头及气管时可出现呼吸困难。

（2）食管穿孔：①颈段穿孔时，颈部活动时疼痛，常伴有胸锁乳突肌的压痛、痉挛、颈部皮下气肿；②胸段穿孔时，胸前区、肩胛区及剑突下疼痛，吞咽及深呼吸时加重，胸部听诊时可闻及捻发音，即hamman征；③腹段穿孔时，剑突下疼痛、腹肌紧张、痉挛及反跳痛。

（3）纵隔炎或脓肿：高热，胸骨后剧烈疼痛，全身中毒症状，甚至出现中毒性休克。

（4）颈部皮下气肿/纵隔气肿：颈部皮下气肿可致颈部变粗，触摸皮肤有捻发感，积气较多时可出现胸闷不适、呼吸困难、胸骨后疼痛，并向两肩和上肢放射。

（5）大血管破溃：出血的先兆是吐出的分泌物中带有鲜红色血丝或少量鲜红色血液；便血或呕血。

（6）气管食管瘘表现为进食呛咳、吞咽痛、发热、肺部感染。

8. 食管异物伴食管穿孔的病因是什么？

（1）异物尖锐刺穿食管壁所致。

（2）异物致食管黏膜损伤，造成局部感染、黏膜糜烂坏死。

（3）手术器械直接损伤食管壁。

9. 食管异物伴食管穿孔的危害有哪些？

（1）致死性出血：异物直接致食管穿孔同时刺破大血管，如颈总动脉、主动脉弓等，可能并发大出血。

（2）脱水、酸中毒及营养障碍：由于异物梗阻无法进食，患者出现严重的饥饿、低血糖及低蛋白血症、脱水、代谢性酸中毒、电解质紊乱及营养障碍。

（3）并发颈段食管周围脓肿：脓肿存在于颈深筋膜间隙，由于脓肿的形成和扩展及其周围形成继发性蜂窝组织炎，可累及喉、气管，引起语音改变，呼吸困难，甚至累及喉返神经。

（4）主动脉-食管瘘或食管-颈动脉瘘：为食管穿孔最严重的并发症，一旦发生救活率极低。

（5）纵隔脓肿亦为严重的并发症。

（6）食管穿孔可并发食管心包瘘致心包积气、积液，导致心功能衰竭危及生命。

（7）食管气管瘘也屡见于食管异物患者，以发热、吞咽痛、进食呛咳及肺部感染为其主要表现。

10. 食管异物并发食管穿孔的临床表现是什么？

（1）出血：是穿孔早期的主要症状和体征，如在术中看到远端食管内存有血迹，术后24h内有体温升高的感染表现，是食管穿孔的早期迹象。

（2）疼痛：食管颈段穿孔时很快出现吞咽痛及头部转动时剧痛、流涎等症状；胸段穿孔常见症状为胸骨后疼痛伴上腹部不适及肩胛区疼痛，如出现胸内压升高，可有渐进性呼吸困难加重伴心搏增快，为十分危急的情况。

（3）皮下气肿：为食管穿孔的第三大症状，X线检查可见气管与椎体间软组织肿胀增宽，有不正常的气体存在。

（4）其他并发症：如纵隔感染等。

11. 食管异物进入胃后的护理要点有哪些？

（1）异物进入胃肠道，可正常饮食，待其自然排出，禁用泻药，每日检查大便，直至检查到异物排出体外。

（2）对不透光的金属异物，应进行X线透视或摄片检查，观察其移动情况，如异物在某部位停留，且数日不再移动，同时腹部出现疼痛或压痛，则有发生肠穿孔的危险，应立即通知医生。

12. 如何预防食管异物？

（1）平时要养成良好的饮食习惯，即吃东西要细嚼慢咽，尤其吃带有骨刺类的食物时，不要饭菜混吃，要仔细咀嚼，将骨刺吐出，以防误咽。

（2）老年人有义齿时，在饮食、睡觉时都要当心，不要进黏性强的食物，防止牙齿脱落卡住食管，义齿松动或有损坏时及时修整，睡眠前取下。全身麻醉或神志不清的患者如有义齿，应及时取下。

（3）教育儿童纠正将硬币及玩具等放在口内玩耍的不良习惯。

（4）误咽异物后，切忌强行用吞咽饭团、馒头、韭菜等方法企图将异物推下，以免加重损伤，出现并发症，并增加手术难度，应立即就医，及时取出异物。

13. 支气管的解剖特点是什么？

右侧主支气管较粗短，约2.5cm，与气管纵轴的延长线约成20°～50°角。左侧主支气管细而长，约5cm，与气管纵轴的延长线约成45°角。因此，气管异物易进入右侧支气管。

14. 为什么儿童容易发生气管、支气管异物？

（1）小儿的咀嚼功能及咳嗽反射功能不健全，较硬食物未经嚼碎而咽下，易发生误吸。

（2）儿童喜欢将所有能放入口中的物体进行尝试，在突然惊吓、哭闹时，易将口含物吸入。

（3）家长或较大儿童给幼儿喂食时故意逗戏、惊吓或打骂，以致食物吸入呼吸道，或者给予不合适的食物，如花生、瓜子、豆类等。

15. 气管、支气管异物的种类有哪些？

（1）植物性异物：如花生、瓜子、豆类、玉米等，占气管、支气管异物的首位。

（2）矿物性异物：如大头钉、圆钉、小钢球、石头碎片等。

（3）化学合成品类异物：如塑料笔帽、塑料玩具、义齿等。

（4）动物性异物：较少见，如鱼刺、骨片等。

16. 气管、支气管异物易停留在哪些部位？

异物停留的部位与异物的性质、大小、形状及气管、支气管解剖学因素等有关。较大形状不规则的异物易发生嵌顿；尖锐异物可刺入黏膜内而停留于固定部位。较小而光滑的异物，如花生米、黄豆等，常在气管内随呼吸气流上、下活动。较细小的异物易落于两侧支气管，由于右侧主支气管与气管纵轴间形成的角度较小，且管腔粗短，故异物易落入右侧。

17. 气管、支气管异物的临床表现分为几期？各有什么特点？

（1）异物进入期：异物经过声门进入气管时引起剧烈咳嗽及憋气，甚至窒息，随之症状可缓解。

（2）安静期：异物停留在大小相应的气管或支气管内，一段时间可无症状或仅有轻微咳嗽及喘鸣。

（3）刺激与炎症期：异物刺激局部黏膜产生炎症反应，还可合并细菌感染引起咳喘、痰多等症状。

（4）并发症期：有支气管炎和肺炎、肺脓肿时，表现为发热、咳嗽及咳脓痰、呼吸困难等。异物阻塞气道影响通气时，由于缺氧，使肺循环的阻力增加，心脏负担加重而并发心力衰竭，表现为呼吸困难加重、烦躁不安、面色苍白或发绀、心率加快、肝增大等。此外，可引起肺不张、肺气肿等，阻塞性肺气肿明显或剧烈咳嗽时，可使细支气管或肺浅表组织破裂，发生气胸、纵隔或皮下气肿。

18. 气管、支气管异物取出的手术方式有哪几种？

（1）经直接喉镜异物取出术：临床也称"守株待兔法"，适用于气管内活动的异物如瓜子等，此方法操作简单，成功率高。

（2）经支气管镜异物取出术：绝大多数气管、支气管异物需经支气管镜取出。

（3）纤维支气管镜或电子支气管镜异物取出术：适用于支气管深部细小、活动的异物，如大头针、鱼刺之类的异物。

（4）开胸异物取出术：对于多种方法都难以取出的较大并嵌顿的异物，必要时需请胸外科医生行开胸术取出。

19. 异物停留在气管或支气管各有什么症状？其特点是什么？

（1）气管异物经喉进入气管，刺激呼吸道黏膜立即引起剧烈咳嗽及反射性喉痉挛，而出现憋气、呼吸困难、面色青紫等。较大的异物即出现窒息。若异物较轻且光滑，如西瓜子等，则常随呼吸气流在气管内上下活动，引起阵发性咳嗽，当异物被气流冲向声门下时产生拍击声，在咳嗽及呼气末可闻及，用听诊器在颈部气管前可听到异物撞击声。当异物阻塞部分气管腔时，气流通过变窄的气道可产生喘鸣音。

（2）支气管异物早期症状与气管异物相似。异物进入支气管后，停留在支气管内，刺激减少，咳嗽减轻。但若为植物类异物，脂酸刺激引起支气管黏膜炎症，可引起咳嗽、痰多、喘鸣及发热等全身症状。如一侧支气管异物，多无明显呼吸困难。双侧支气管异物时，可出现呼吸困难。并发肺气肿、肺不张时，肺部听诊患侧呼吸音减低或消失，肺炎则可闻及湿啰音。

20. 气管、支气管异物术前的观察要点有哪些？

（1）严密观察呼吸频率、节律、血氧饱和度、心率、面色等，注意有无咳嗽、喘鸣症状，如突然出现呼吸困难或呼吸困难加重，应给予吸氧（必要时正压给氧），并立即报告医生处理。

（2）观察呼吸道感染情况：如有无发热、咳嗽、咳痰等情况。

21. 气管、支气管异物术前常规准备包括哪些？

气管、支气管异物可能危及生命，应做好术前常规准备，尽早取出异物，以防止窒息及其他并发症的发生。

（1）查血常规、出凝血时间，了解患者的凝血状况。

（2）X线胸透或CT检查有助于确定异物的位置、大小及形状。

（3）术前6h禁食，术前4h禁水。

（4）术前30min，常规给予阿托品和苯巴比妥适量肌内注射。

22. 气管、支气管异物术后的护理要点有哪些？

（1）了解术中患者的状况以及异物取出情况。

（2）严密观察患者的呼吸情况，注意呼吸形态，监测血氧饱和度，给予吸氧，遵医嘱使用抗生素、激素治疗，以控制感染，预防喉水肿发生。如术后出现呼吸困难，可能为喉水肿所致，应及时通知医生，并做好气管插管和气管切开的准备。

（3）观察有无感染征象，如体温升高、痰量增多等。

（4）密切观察有无并发症的发生，如纵隔气肿、气胸、支气管肺炎、呼吸循环衰竭等。

23. 气管、支气管异物主要并发症有哪些？

气管、支气管异物的主要并发症有支气管炎、肺炎、肺脓肿、肺不张、肺气肿、气胸、纵隔或皮下气肿、心力衰竭、喉梗阻等。

24. 气管、支气管异物如何预防？

呼吸道异物是儿童常见的意外伤害之一，应广泛开展宣传教育工作，提高人们对此疾病危险性的认识，防止此病发生。

（1）教育儿童不要把细小的物件放入口中，如发现小儿口中含物玩耍，要引导其自行吐出，以免因强行取出造成哭闹而吸入气道。

（2）家长、保育员保管好零食和家庭小物件，小儿磨牙尚未成长，硬的食物不能嚼烂，易形成异物，因此，不要给婴幼儿吃瓜子、花生、豆类等带壳的食物。

（3）进食时不要嬉笑、哭闹、打骂，以免深吸气时将异物误吸入气道。

（4）加强对昏迷及全身麻醉患者的护理，活动的义齿应取下，并要防止呕吐物吸入下呼吸道。

（卢文）

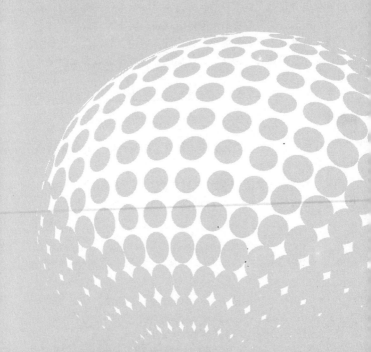

第八章

耳鼻咽喉的特殊性炎症及职业病护理

1．耳鼻咽喉梅毒的临床特点有哪些？

耳鼻咽喉梅毒的特点是病程缓慢和隐匿。临床可表现出各种不同症状，也可隐匿多年甚至终身无症状。

2．耳鼻咽喉梅毒的治疗原则是什么？

（1）驱梅治疗：治疗要坚持早期进行、足量用药的原则。青霉素为目前首选药物，对青霉素过敏者可用红霉素。

（2）对症治疗：用生理盐水、硼酸溶液、呋喃西林溶液、过氧化氢液等清洗创面，保持局部清洁；对于疤痕所致的畸形可行修补成形手术。

3．耳鼻咽喉梅毒患者的护理要点有哪些？

（1）注意鼻腔、口腔清洁，避免烟酒及其他刺激性食物。扁桃体下疳及黏膜斑可用10%～20%硝酸银涂擦。

（2）注意生活细节，防止传染他人，患者的内裤、毛巾及时单独清洗，煮沸消毒，不与他人同盆而浴。

（3）早期梅毒患者要求禁止房事，患病2年以上者也应该尽量避免性生活，发生性接触时必须使用避孕套。

（4）因喉梅毒致喉水肿、喉狭窄而发生呼吸困难者，应注意观察呼吸情况，做好气管切开的准备。

4．耳鼻咽喉结核的临床表现有哪些？

耳鼻咽喉结核常继发于肺结核或胃肠结核，原发性者甚少。

（1）喉结核：为耳鼻咽喉结核中最多见，早期表现无自觉喉部症状，可有喉部烧灼、干燥、刺激等感觉，渐以声嘶为主要症状，开始较轻，逐渐加重，晚期可完全失声。常有喉痛，吞咽时加重，软骨膜受累时喉痛尤剧。喉部病损广泛者可因肉芽增生及软组织水肿而出现呼吸困难。

（2）咽结核：较少见，鼻咽结核表现为黏膜溃疡或肉芽肿形成，患者可有鼻塞、流涕、听力减退等症状。口咽及喉咽结核可分为急性粟粒型和慢性溃疡型两类。

① 粟粒型咽结核：患者有明显的全身中毒症状，咽痛剧烈，吞咽时尤甚，常放射至耳部。检查时可见咽部黏膜苍白，软腭、腭弓或咽后壁等处散在粟粒状结节，可迅速发展成边缘不规则的溃疡，表面被覆污秽的渗出物。

② 慢性溃疡型咽结核：发展缓慢，表现为苍白水肿的黏膜上有局限性溃疡，病变一处或数处不等，如溃疡向深部发展，可致软腭穿孔，腭弓或腭垂缺损，愈合后遗留瘢痕性狭窄或畸形。

（3）耳结核：外耳结核极为少见，早期可出现明显的听力障碍，初为传导性聋，如病变侵犯内耳则为混合性听力损失。鼓膜的典型病损为多发性穿孔，但穿孔迅速融合为单个大穿孔，边缘可达鼓沟。如未合并化脓性感染，鼓室黏膜多为苍白色，并可见增生肉芽。面神经管及骨迷路破坏时可出现面瘫及眩晕，乳突外侧骨壁破坏并向耳后穿破者，即形成耳后瘘管。

（4）鼻结核：很少见，局部症状为鼻痛、鼻阻塞、鼻臭等，病变多位于鼻腔前部，如鼻中隔前段、鼻前庭皮肤、鼻腔底及下鼻甲前段。病变多为溃疡型，表现为局部浅表溃疡，表面痂皮覆盖，痂皮下为苍白松软的肉芽组织，触之易出血。严重者病变向深层发展，可破坏软骨，形成鼻翼畸形、鼻中隔穿孔。

5. 耳鼻咽喉结核患者的护理要点有哪些？

（1）注意休息，加强营养，给予高热量、高蛋白、高维生素的食物，以增强抵抗力，促进机体修复能力。咽结核咽部疼痛剧烈影响进食，可服用镇痛剂或用1%丁卡因少量喷雾咽部以暂时缓解疼痛。

（2）喉结核应注意发声休息，进清淡、易消化、营养丰富的食物，禁食辛辣、刺激食物，喉痛剧烈者可用1%普鲁卡因做喉上神经封闭或1%丁卡因少量喷雾喉部。喉部病损严重时，严密观察呼吸情况，出现呼吸困难及时报告医生，准备气管切开，并做好人工气道的护理。

（3）注重药物的监测护理，严密观察疗效及药物的毒副作用。

6．艾滋病在耳鼻咽喉头颈部的临床表现是怎样的?

（1）耳部病变：Kaposi肉瘤多为多发性出血性肉瘤，可发生于耳郭、外耳道，表现为高于皮肤的紫红色斑丘疹或结节。外耳的卡氏肺囊虫感染为多房性囊肿。中枢性系统或听神经病变，可表现为耳鸣、眩晕、感音神经性聋及面瘫。

（2）鼻及鼻窦病变：鼻腔和鼻窦黏膜可因继发性感染而引起黏膜肿胀，产生鼻塞、流脓涕或鼻出血等症状。鼻部的疱疹病毒感染可产生巨大疱疹溃疡，自鼻前庭延伸至鼻中隔，向外扩展至鼻翼或面部等处。鼻部淋巴瘤可引起鼻塞、持续性流涕（可有恶臭）、鼻出血等。

（3）口腔及咽部病变：念珠菌感染是最常见的上呼吸道病变，多见于舌的腹面，亦可发生于咽部或食管，引起咽痛和吞咽困难。

（4）喉部病变：Kaposi肉瘤和念珠菌感染等感染可发生在喉部，导致声嘶、喉喘鸣和喉阻塞。

（5）颈部病变：颈部表现是早期症状之一，由于HIV感染引起滤泡增生，常有淋巴结肿大，多见于颈后三角区。

7．如何预防艾滋病?

（1）普及艾滋病的基本知识，了解其传播途径、临床表现及预防措施，增强公众自我保护能力。

（2）加强检疫工作，使用血液及其制品时，必须经HIV检测和管理。加强国境检疫，严防艾滋病患者入境。

（3）HIV阳性者禁止献血、捐献器官和其他组织，女性患者应避免怀孕。

（4）避免与HIV感染者、艾滋病患者及其高危人群发生性接触，提倡使用安全套。

（5）不共用牙刷、剃须刀等可能被血液污染的物品。

（6）使用一次性医疗注射用品，严格医疗废物管理。

（7）医务人员接触HIV感染者、艾滋病患者的血液、体液时应注意防护，应穿隔离衣、戴防护眼镜、口罩以及双层手套。

(8) 严厉打击吸毒、卖淫嫖娼等活动，对高危人群进行长期监测。

8. 什么是白喉？

白喉是由白喉杆菌引起的急性呼吸道传染病。其主要病变为咽、喉部黏膜充血肿胀、坏死和纤维素渗出，形成不易剥脱的灰白色假膜，以及由白喉杆菌外毒素引起的全身中毒症状。

9. 白喉流行病学特点是什么？

白喉流行病学特点：患者和白喉杆菌的携带者为重要传染源，主要通过飞沫、尘埃传播，也可通过染菌的毛巾、玩具、书报等间接传播。白喉常见于秋冬和春季期间，多发生于10岁以下儿童，以2～5岁发病率最高。由于生活条件改善及广泛地进行预防接种，该病发病率低，目前已很少见。

10. 耳鼻咽喉白喉的临床特点是什么？

(1) 咽白喉：在白喉中最常见。

① 局限型：起病缓，全身症状轻，可有发热、乏力、食欲不振等。局部可有轻微咽痛。扁桃体上可见灰白色假膜，假膜可能超越腭，覆盖软腭、腭垂或咽后壁。假膜与组织黏附紧密，不易擦掉，强行分剥，则留下出血创面。

② 中毒型：起病急，假膜迅速扩展，很快出现全身中毒症状，如高热、烦躁不安、呼吸急促、面色苍白、口唇发绀、四肢厥冷、脉搏细速、血压下降及心律失常等。咽部黏膜、扁桃体、腭垂、腭弓明显肿胀。颈部淋巴结肿大，软组织水肿，甚至使颈部增粗如"牛颈"，并可产生严重并发症，如心肌炎、心力衰竭、心源性休克等。

(2) 喉白喉：起病缓，犬吠样干咳，声嘶。当喉黏膜肿胀或假膜阻塞声门时，可引起吸气性呼吸困难和喉喘鸣，如不及时解除阻塞，将窒息致死。喉部病变向下扩延至气管、支气管，引起下呼吸道阻塞。

（3）鼻白喉：较少见，分为原发性和继发性。原发性鼻白喉为白喉杆菌直接传染于鼻腔而发病，全身中毒症状轻，易被忽视。继发性则由咽白喉蔓延而来，全身中毒症状较重。症状有鼻塞、流涕，常涕中带血，鼻镜检查见鼻前庭和上唇皮肤潮红、糜烂，鼻腔黏膜表面覆有灰白色假膜且不易除去。

（4）耳白喉：极少见，表现为耳痛剧烈，鼓膜穿孔后流出带血脓液及污秽假膜样分泌物，有臭味。

11. 耳鼻咽喉白喉患者的护理要点是什么？

（1）严格呼吸道隔离，至症状消失后，鼻咽部分泌物培养2次阴性为止，避免传染。

（2）卧床休息2～4周，重症4～6周，有并发症者需更长时间。

（3）进易消化富有营养的饮食，注意口腔清洁。

（4）有呼吸困难和喉阻塞症状者，应严密观察患者呼吸困难的变化，注意有无因假膜阻塞声门而引起的窒息，及时通知医生行气管切开术，并做好气管切开护理。

（5）密切观察病情，及时发现并发症的情况，如心肌炎、肾炎、神经损害等。

12. 麻风病在耳鼻咽喉的表现是什么？

麻风除全身表现外，在耳鼻咽喉的表现如下。

（1）鼻麻风：病变早期侵袭毛囊，鼻前庭鼻毛脱落，发生溃疡，鼻腔黏膜下结节性浸润，结节破溃可致难愈的溃疡或瘢痕性粘连；晚期因黏膜腺体萎缩、鼻腔干燥结痂而呈现类似萎缩性鼻炎的变化，严重者鼻中隔软骨部穿孔，鼻小柱破坏，鼻尖塌陷贴近上唇。

（2）咽麻风：咽黏膜在早期阶段可呈急性水肿外，一般表现为黏膜干燥萎缩、结痂、结节性浸润、溃疡；如有坏死可出现开放性鼻音和进食反流的症状。

（3）喉麻风：初起自觉症状不明显，逐渐有咽喉干燥、痒、痛、异物感或咳嗽，然后出现声音改变，甚至呼吸困难，症状进展极为缓慢。

（4）耳麻风：多见于耳郭，尤其耳垂。初起时为皮肤结节，可发展为瘤样，以致耳垂较正常耳垂大2～3倍。耳部瘤型麻风主要表现为浸润、结节形成、溃疡、瘢痕、皮肤皱缩及组织缺损等。耳大神经受侵犯可致增厚粗大如索状并有压痛。面神经可因病变侵犯刺激发生痉挛和面瘫。

13．什么是职业性喉病？

职业性喉病是指从事与发声有密切关系职业的人员和在工作中需大声用嗓的人员喉部常常发生各种病变，主要表现为声音嘶哑、失声。多见于教师、讲解员、歌唱家、经常在噪声环境中工作被迫大声讲话者等。

14．职业性喉病护理要点是什么？

（1）严格禁声。声休2～3周无效者，可在部分声休情况下，加强药物治疗或配合理疗。

（2）纠正发声方法。

（3）避免吸烟、饮酒、吃辛辣刺激性食物。

（4）上呼吸道感染时或过度劳累时需禁声。

15．如何预防职业性喉病？

（1）正确用嗓和避免用声过度疲劳：职业用嗓者应科学地练嗓和用嗓，了解自己的音域范围，正确运气，采取腹式呼气方法发声，找出恰当的共鸣位置，控制每天用嗓时间及连续发声时间，注意改进发声方法，进行发声训练。

（2）注意整体的健康和保持积极向上的乐观主义精神。定期进行健康检查。在月经期、妊娠期、变声期或上呼吸道感染时，声带易充血，不宜用嗓。

（3）避免吸烟、饮酒、吃辛辣刺激性食物。饮食过饱可增加胃的负担，影响膈肌运动，故歌唱演员及老师用嗓前2h不要进食。

（4）缺少户外活动及体育锻炼易致呼吸道黏膜充血及分泌物增多，发生职业性喉炎，因此，要加强体格锻炼。

16. 影响化学工业相关的上呼吸道疾病发病因素有哪些？

化学物质以气体、蒸气、雾、烟等形式存在于空气中，主要经呼吸道侵入人体。化学物质致病的前提条件是其可吸收性，损害程度取决于化学物质的性质、浓度和接触时间等因素。

（1）化学物质本身的性质：如腐蚀性、酸碱度、水溶性等与损害形式和程度直接相关。氯气、氨气等水溶性较大的化合物，接触湿润的上呼吸道黏膜后，迅速溶解，产生强烈的刺激作用，引起咳嗽、喷嚏等症状，而对下呼吸道影响较小。相反，水溶性小的物质，对上呼吸道黏膜刺激较小，但进入呼吸道深部后，对肺泡产生刺激和损害。

（2）化学物质的浓度和接触时间：化学物质的浓度越高，吸收越快，即使接触时间短，也可造成严重损伤。如生产环境中有害化学物的含量较少，短期接触，对人体影响较小，但长期接触则可致病。

（3）个体因素：上呼吸道局部及全身健康状况、个人卫生习惯等因素，也可影响化学物质对个体的危害程度。全身健康状况差，原有慢性鼻炎等上呼吸道病症者，有张口呼吸、挖鼻等不良习惯者，均可加重损害。

17. 如何预防化学工业相关的上呼吸道疾病？

（1）改进生产设备，改良工艺过程，减少有害化学物质的外漏。对有毒化学物质的生产含量应加强管理，建立防尘、防毒设备的管理和维修制度，并定期测定生产环境中有害因素的剂量及浓度，以便了解是否符合国家规定的卫生标准。

（2）加强个人防护措施，讲究个人卫生，定期体检。

（3）对有害因素的职业危害性进行评估，并采取相应有效的防护措施。

18．粉尘致呼吸道疾病的机制是什么？

（1）直接刺激作用：是最常见的致病方式。由于粉尘的长期直接刺激，导致鼻、咽、喉等处黏膜充血、肿胀、干燥或萎缩及溃疡等病理变化。

（2）化学腐蚀作用：水泥、石灰等粉尘，对上呼吸道黏膜有腐蚀作用，能引起鼻中隔溃疡及穿孔。

（3）变态反应：吸入面粉、皮毛、木屑、棉花等有机性粉尘，可因变态反应而导致变应性鼻炎、喉水肿、支气管哮喘等病症。

（4）毒性作用：长期吸入粉尘后，除引起鼻炎、硅沉着病等呼吸系统疾病外，还可引起中毒症状。

19．如何预防粉尘工业相关的上呼吸道疾病？

（1）改善生产环境，以减少粉尘、化学物质对机体的危害。通过远距离操纵、计算机控制、隔室监控等方法，改良工艺，改进生产设备，避免接触粉尘。利用风力运输、负压抽吸等方法，减少有害物质外溢。可采用湿性作业减少粉尘飞扬，对不能采用湿性作业的生产过程，可采取密闭和排风相结合的方法，防止有害物质外溢。

（2）定期体格检查，做到早期发现，并及时给予治疗。

（3）加强个人防护和个人卫生：由于条件限制，生产环境中有害物质的浓度不能达到卫生要求时，应戴用防尘、防毒口罩，以机械过滤或化学过滤方法净化吸入的空气。工人不能在含有害物质的环境中进食、吸烟。养成饭前洗手、下班后淋浴的卫生习惯。纠正张口呼吸，不用染有毒物的手指挖鼻，以免加重鼻部病变。孕妇及哺乳期妇女宜暂时调离有毒的工作环境。

20．什么是鼻窦气压伤？

鼻窦气压伤是鼻窦内气压不能随外界气压发生急剧变化而改变时，鼻窦内的气压与外界气压相差悬殊而引起的鼻窦损伤。

21．鼻窦气压伤好发于哪些人群？

鼻窦气压伤多发生于飞行员和高气压作业人员，如潜水员和隧道作业工人。

22．鼻窦气压伤的临床表现是什么？

鼻窦气压伤主要为额部或面颊部疼痛、麻木感，偶有鼻出血、眼痛、流泪及视力模糊等。鼻镜检查可见黏膜充血肿胀，可有浆液血性分泌物。鼻窦X线检查可见窦腔黏膜增厚或有液平面，有血肿者可见半圆形阴影。

23．如何预防鼻窦气压伤？

（1）选拔飞行员、潜水员时要注意检查有无鼻腔、鼻窦慢性炎性疾患或结构性鼻炎。

（2）定期体检，对患严重鼻中隔偏曲、鼻息肉、鼻炎或鼻窦炎者不宜飞行，必须先矫治。

（3）急性上呼吸道感染者，避免乘坐飞机或潜水。

（4）改良机舱，使舱内气压稳定。

24．什么是耳气压伤？

耳气压伤又称气压损伤性中耳炎，是由于鼓室内气压不能随着外界气压急剧变化而改变，引起鼓室内外压力相差悬殊所致的中耳损伤。

25．耳气压伤的临床特点是什么？

飞机逐渐升高或潜水员上升时，因外界压力小，中耳压力大，可出现耳内不适、耳闷、耳鸣或听力稍减退。轻者症状不明显，重者突感耳闷、耳内刺痛、耳鸣、耳聋；鼓室负压继续增加，上述症状也逐渐加重，耳痛可放射至颞部及面颊；有时负压通过鼓室内壁刺激迷路而出现眩晕及恶心、呕吐，少数还可引起感音性聋，如鼓膜破裂，鼓室负压消失，耳痛即可缓解。

26. 如何预防耳气压伤?

（1）定期体检，对患有影响咽鼓管通气功能疾病者暂停飞行或潜水，并积极治疗。

（2）急性上呼吸道感染者，避免乘坐飞机或潜水。

（3）吞咽、打哈欠和做下颌运动等动作，对于开放咽鼓管、调节鼓室压力具有重要意义。飞机升降，尤其是下降时不断做吞咽动作、嚼口香糖、打呵欠、喝饮料或捏鼻闭口鼓气，以促使咽鼓管不断开放。飞机升降过程中，婴儿不能配合做吞咽动作者，母亲可给予哺乳。

27. 什么是噪声性耳聋?

噪声性耳聋是因长期接触噪声刺激所引起的缓慢进行性感音神经性聋，又称慢性声损伤。

28. 噪声对听觉损害的因素有哪些?

（1）噪声强度越大，对听力危害越重越快。强度相同，频率越高，频谱越窄，危害性越大。

（2）脉冲噪声（持续时间小于0.5s，间隔大于1s，强度波动幅度超过40dB）比同等声级的持续噪声危害大。持续噪声中非稳态（声强波动在5dB以上）噪声比稳态噪声危害大。

（3）噪声源场所如有防声、隔声减振等设施可以减轻噪声的影响。如伴有通气不良、有害气体、振动等因素同时存在，可增加听觉损害的程度。

（4）暴露于噪声每天的时数和工龄越长受害越重。听力损害的临界暴露年限（即使5%以上的工人产生听觉损害的最小年限）与噪声强度有关，噪声强度85dB时20年左右，90dB时10

年左右，95dB时5年左右，100dB时不足5年。若每日暴露时间相同，连续暴露比有休息的间断暴露危害大。

（5）噪声与振动共同作用比无振动者大。

（6）同一噪声环境下，年龄越大损害愈严重，也与个体敏感程度有关。

（7）患感音神经性聋者易受噪声再损伤，且较正常者难以恢复。中耳疾患对噪声损害的影响尚未定论。

（8）与能否坚持使用个人或集体防护措施有很大关系，长期坚持采用防护措施者可大大减轻噪声的损伤。

29. 职业病鉴定为噪声性耳聋的依据是什么？

参照中华人民共和国职业卫生标准GBZ49-2007《职业性听力损伤诊断标准》。根据明确的职业噪声接触史，有自觉的听力损失或耳鸣的症状，纯音测听为感音性聋，结合历年职业健康检查资料和现场卫生学调查，并排除其他原因所致听觉损害，方可诊断。

连续噪声作业工龄3年以上，纯音测听为感音神经性聋，听力损失呈高频下降型，根据较好耳语频（500Hz、1000Hz、2000Hz）平均听阈做出诊断分级：轻度噪声聋，26～40dB（HL）；中度噪声聋，41～55dB（HL）；重度噪声聋，≥56dB（HL）。

30. 噪声性耳聋如何预防？

（1）控制噪声来源：这是最积极、最根本的办法。工作场地把噪声控制在安全卫生标准以下是最有效的预防措施，在建筑厂房、安装机器时就应采用各种隔声、防震、吸声的措施。

（2）减少接触时间：如在隔音室里进行工间休息，或减少每日、每周的接触噪声时间，也可降低发病率。还可根据实际情况轮换工种，亦可降低听力损害。

（3）耳部隔声：经常在高噪声环境下最好采取一定的保护措施，比如戴防护式耳塞、耳罩、隔声帽等防声器材，可以有效阻隔一部分噪声。一般在80dB噪声环境长期工作即应配用简便耳塞；90dB以上时，必须使用防护工具。如果临时找不到耳塞，可用棉花球、纸球塞进耳朵，也有一定的防护作用。

（4）定期检查，发现问题，及时治疗。就业前应检查听力，患有感音神经性耳聋和噪声敏感者，应避免在强噪声环境工作。对接触噪声者，应定期检查听力，及时发现早期的听力损伤，尽早调离或治疗。

（5）非噪声职业人员在生活中也应注意防止噪声对听力的损害，如远离爆震，少去高噪声环境的娱乐场所，家庭音响尽量把音量调低，少用耳塞收看电视、广播、音乐、听MP3，用耳塞的时间每天不超过60min，勿把音量调到最大音量的60%以上，尽量把声音控制在40～60dB。

（卢　文）

第九章

耳鼻咽喉常用专科操作技能

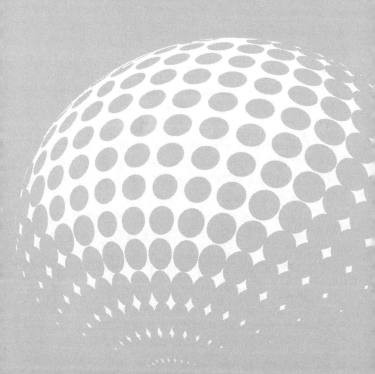

1. 怎样正确滴耳？耳部滴药后怎样才能更有利于药流渗入？

滴耳时患耳向上，头侧向健侧；成人耳郭向后上方牵拉，小儿向后下方牵拉，使外耳道变直；另一手持滴耳液沿外耳道后壁滴入3～5滴，保持患耳向上数分钟，同时反复按压耳屏，使药液进入中耳；外耳道口塞入干棉球，以免药液流出。

如鼓膜穿孔很小，滴入药液后可能在穿孔上形成一个药液膜，使药液不能进入中耳，此时可在外耳道施以适当的压力，迫使药液进入中耳内。

2. 常用的滴耳液有哪些？各有何药理作用？

常用的滴耳液有3%～5%碳酸氢钠甘油滴耳液、3%双氧水滴耳液、2%酚甘油滴耳液、0.25%氯霉素滴耳液、0.3%氧氟沙星滴耳液、3%洁霉素滴耳液、麝香草酚酒精滴耳液、鼓膜麻醉剂。

（1）3%～5%碳酸氢钠甘油滴耳液（耵聍水）：有溶解、软化耵聍、痂皮的作用。用于外耳道耵聍栓塞，每日5～6次，每次滴数滴，2～3天后冲洗外耳道将耵聍冲出。

（2）3%双氧水滴耳液：双氧水滴入耳内后，其初生态氧与脓液等有机物结成泡沫，具有消毒、清洁、除臭作用。用于外耳道炎及鼓膜穿孔后鼓室脓液较多者。每次数滴，滴后再用耳用棉签将泡沫擦净，然后可滴入消炎类耳药。

（3）2%酚甘油滴耳液：有杀菌、止痛和消肿作用。用于外耳道炎、急性中耳炎，禁用于鼓膜已穿孔的患者。每日3次，每次3～4滴。

（4）0.25%氯霉素滴耳液：抗菌谱较广，适用于急慢性化脓性中耳炎。每次2～3滴，每日3次。给鼓膜穿孔的幼儿滴此药时不应过量，因其可通过咽鼓管流入咽部，患儿咽下，可能会影响造血功能。

（5）0.3%氧氟沙星滴耳液：为喹诺酮类广谱抗生素，用于外耳道炎、化脓性中耳炎。每次3～5滴，每日2～3次。鼓膜穿孔的小儿患者不宜使用。

（6）3%洁霉素滴耳液：抗菌谱与红霉素接近，对金黄色葡萄球菌效果较好，滴耳每日3次。

（7）麝香草酚酒精滴耳液：抗真菌药，用于外耳道真菌病，滴耳每日3次。

（8）鼓膜麻醉剂：由纯石炭酸、可卡因粉、薄荷脑各等量配制而成，可卡因借助纯石炭酸破坏鼓膜表皮层的作用，达到鼓膜深层，充分发挥对鼓膜的麻醉作用。用于鼓膜穿刺、切开。用时以细卷棉子蘸取鼓膜麻醉剂少量，只涂于鼓膜穿刺或切开的部位，不可扩大部位。

3．外耳道冲洗法的目的是什么？

（1）冲出外耳道的耵聍和表皮栓，保持外耳道清洁。

（2）冲出外耳道的小异物，如小珠子、小虫等。

4．发生耵聍栓塞怎么处理？

外耳道耵聍唯一的治疗方法是取出之，但由于外耳道弯曲，皮下组织少，很容易引起患者疼痛，因此，既要取出耵聍，又不损伤外耳道和鼓膜，还尽量不引起患者的疼痛，有时并非易事，常用的方法如下。

（1）耵聍钩取出法：将耵聍钩沿外耳道后上壁与耵聍之间轻轻插入到外耳道深部，注意不要过深，以防损伤鼓膜，然后轻轻转动耵聍钩钩住耵聍，一边松动，一边缓慢向外拉动，将其取出。也有人主张在耵聍与外耳道之间滴入油剂润滑，再用耵聍钩取出。

（2）外耳道冲洗法：先用滴耳剂完全软化耵聍后，再用水将耵聍冲出。常用的滴耳剂是3%～5%的碳酸氢钠溶液，每2小时滴1次，3天后用温水（水温与体温相近）将耵聍冲出。如有外耳道狭窄或急慢性化脓性中耳炎，不能采用此法。

（3）吸引法：如不能用冲洗法取出耵聍的患者，可在滴耳液软化耵聍后用吸引器慢慢将耵聍吸出。

5．外耳道冲洗的适应证及禁忌证各有哪些？

外耳道冲洗法主要适应于清除已软化的耵聍或某些外耳道异物。

禁忌证：外耳道狭窄、坚硬而大的耵聍、尖锐的异物、中耳炎鼓膜穿孔、急性中耳炎、急性外耳道炎等不宜做外耳道冲洗。

6．外耳道冲洗时的操作要领及注意事项有哪些？

操作要领：患者取侧坐位，头偏向健侧，接水弯盘放在患侧耳垂下方，紧贴皮肤。操作者左手将患侧耳郭轻轻向后上（小儿向后下）牵拉，右手取吸满温热生理盐水的冲洗器置于外耳道口，向外耳道后上壁方向冲洗，冲洗液进入外耳道深部借回流力量将耵聍或异物冲出。反复冲洗，直至耵聍或异物冲出为止。最后用干棉签拭干外耳道。

注意事项：①坚硬而大的耵聍、尖锐的异物、中耳炎鼓膜穿孔、急性中耳炎、急性外耳道炎等不宜做外耳道冲洗；②冲洗液的温度宜接近体温，以免过冷或过热引起迷路刺激症状；③冲洗时不可对准鼓膜，用力不宜过大，以免损伤鼓膜；冲洗方向必须斜向外耳道后上壁，如直对耵聍或异物，可将其冲向外耳道深部，不利于取出；④若冲洗过程中，患者出现头晕、恶心、呕吐或突然耳部疼痛，应立即停止冲洗并检查外耳道，必要时请医生共同处理；⑤如耵聍未软化，可用耵聍钩钩出，或嘱患者再滴3%～5%的碳酸氢钠溶液2～3天后再冲洗。

7．什么是鼓膜穿刺术？其适应证有哪些？

鼓膜穿刺术既是某些中耳疾病的重要诊断方法，又是行之有效的治疗方法。其目的是抽出鼓室内积液，减轻耳闷塞感，提高听力。

鼓膜穿刺术的适应证有：①分泌性中耳炎，鼓室内有积液；②梅尼埃病，鼓室内注射庆大霉素治疗；③突发性聋，鼓室内注射糖皮质激素。

8. 鼓膜穿刺的部位在哪里？其操作要领及注意事项有哪些？

鼓膜穿刺的部位在鼓膜紧张部的前下象限或后下象限。

操作要领：①用蘸70%酒精的卷棉子消毒外耳道和鼓膜；②选用适当大小的耳镜显露鼓膜，并用一手的拇指和食指固定耳镜，另一手持穿刺针从鼓膜的后下或前下刺入鼓膜，进入鼓室，保持穿刺针固定，抽吸积液；③取出穿刺针，用玻氏球行咽鼓管吹张，将鼓室内残留的液体吹出，用卷棉子将流入外耳道内的液体拭净。

注意事项：①急性卡他性中耳炎鼓室内也可有渗液，但经正确治疗后多可经咽鼓管引流或吸收，急性期不必穿刺，如经治疗仍不能吸收或引流者，可行鼓膜穿刺术。②记录抽吸液体总量和性状，必要时送实验室检查。③术中严格遵循无菌操作原则。④穿刺点不能超过后上象限和后下象限的交界处；针头要与鼓膜垂直，不能向后上倾斜，以防损伤听小骨、圆窗或卵圆窗。⑤穿刺前要固定好患者头部，防止其进针时躲闪，针进入鼓室后一定要固定好针头，防止抽吸过程中将针头拉出。⑥进针后如无液体抽出，可能液体太稠，这时可取出针头，用负压吸引器吸出积液；也可能因进针位置不当，或针尖太长致斜面一部分在鼓膜外，需调整穿刺针位置。⑦穿刺完毕，嘱患者2天后将外耳道棉球自行取出，遵医嘱口服抗生素及使用1%呋麻液滴鼻，每日3次。滴鼻后5min，用手心轻压耳部，然后迅速将手移开，连做30次，每天共90次，使外耳道形成负压，并通过中耳腔直达咽鼓管，使咽鼓管口开放，同时延缓穿刺部位愈合。视鼓膜修复情况1～2周内保持外耳道干洁，避免脏水进入外耳道。

9. 咽鼓管吹张包括哪几种方法？其禁忌证有哪些？

咽鼓管吹张包括瓦尔萨尔法、波利策法、导管吹张法。

咽鼓管吹张的禁忌证：①急性上呼吸道感染；②鼻腔或鼻咽部有脓性分泌物、脓痂而未清除者；③鼻出血；④鼻腔或鼻咽部有肿瘤、异物或溃疡者。

10. 瓦尔萨尔法的操作要领有哪些？

瓦尔萨尔法又称捏鼻闭口呼气法。受试者以手指将两鼻翼向内压紧、闭口，同时用力呼气。咽鼓管通畅者，此时呼出的气体经鼻咽部循两侧咽鼓管咽口冲入鼓室，检查者或可从听诊管内听到鼓膜的振动声，或可看到鼓膜向外运动。

11. 波利策法的操作要领有哪些？

波利策法适用于小儿。嘱受试者含水一口，检查者将波氏球前端的橄榄头塞于受试者一侧前鼻孔，另一侧前鼻孔以手指紧压之。嘱受试者将水吞下，于吞咽之际，检查者迅速紧压橡皮球。咽鼓管功能正常者，在此软腭上举、鼻咽腔关闭，同时咽鼓管开放的瞬间，从球内压入鼻腔的空气即可逸入鼓室，检查者从听诊管内可听到鼓膜振动声。

12. 导管吹张法的作用机制是什么？其注意事项有哪些？

导管吹张法的原理是：通过一根插入咽鼓管咽口的咽鼓管导管，向咽鼓管吹气，同时借助连接于受试耳和检查者耳部的听诊管，听诊空气通过咽鼓管时的吹风声，由此来判断咽鼓管的通畅度。

注意事项有：①导管插入和退出时，动作要轻柔，顺势送进或退出，切忌使用暴力，以免损伤鼻腔或咽鼓管口；②吹气时用力要适当，用力过猛可致鼓膜穿孔，特别当鼓膜有萎缩性瘢痕时，更应小心；③鼻腔或鼻咽部有脓液、痂皮时，吹张前应清除之。

13. 什么是鼻阈？剪鼻毛的目的是什么？

在鼻前庭的皮肤与固有鼻腔黏膜交界处的外侧部分，相当于下侧鼻软骨外侧脚的上缘处，有一弧形隆起，称为鼻阈。剪鼻毛时不能超过鼻阈范围。

剪鼻毛的目的：鼻部手术前常规准备，清洁术野，预防感染。

14. 剪鼻毛的操作要领及注意事项有哪些?

操作要领：①向患者解释操作的目的和方法，取得配合；②患者取坐位，擤净鼻涕，清洁鼻腔，头稍后仰，固定；③戴额镜检查鼻前庭及鼻腔情况，进一步清洁鼻腔；④将金霉素油膏用棉签均匀涂在剪刀两叶；⑤右手持剪刀，左手持纱布固定鼻部；⑥剪刀弯头朝向鼻腔，剪刀贴住鼻毛根部，将鼻前庭四周鼻毛剪下；⑦检查鼻毛有无残留，用棉签或纱布清洁落在鼻前庭的鼻毛。

注意事项：剪鼻毛时动作要轻柔，勿伤及鼻引起出血；小儿或不能配合者以及剪鼻毛可能会伤及鼻腔肿物者，不剪鼻毛。

15. 鼻腔滴药的目的有哪些?

（1）保持鼻腔引流通畅，达到治疗目的。

（2）保持鼻腔润滑，防止干燥结痂。

（3）保持鼻腔内纱条或海绵等填塞物润滑，以利抽取。

16. 如何正确鼻腔滴药?

（1）嘱患者轻轻擤出鼻涕（鼻腔内有填塞物不擤）。

（2）患者取仰卧位，肩下垫枕头或头悬于床头，头尽量后仰，使头部与身体成直角，头低肩高。

（3）每侧鼻腔滴入3～4滴药水，用棉球轻轻按压两侧鼻翼，使药液均匀分布在鼻黏膜上。

（4）保持原体位2～3min左右后坐起。

（5）用棉球或纸巾擦去外流的药液。

（6）对于鼻侧切开患者，为防止鼻腔或术腔干燥，滴鼻后，嘱患者向患侧卧，使药液进入术腔。

17. 常用的滴鼻剂有哪些? 各有何药理作用?

(1)抗组胺药:鼻喷剂氮卓斯汀、左旋卡巴斯汀每次2喷,每日2~3次,用于变应性鼻炎,喷入鼻腔后15~30min见效。此药可抑制前列腺素和白三烯在局部组织中的释放,拮抗肥大细胞脱颗粒,抑制变态反应,减轻局部充血水肿,帮助恢复鼻腔及鼻窦通气和引流功能。

(2)肥大细胞稳定剂:主要为色酮类,包括色甘酸钠、尼多克罗,用于预防症状发作。季节性变应性鼻炎患者可在花粉期前1周开始应用。

(3)减充血剂

① 1%麻黄素滴鼻液(小儿用0.5%浓度):麻黄碱是一种常用的拟肾上腺药物,可以使皮肤黏膜的容量血管收缩。麻黄素滴鼻液被广泛用于鼻腔阻塞性疾病的对症治疗上,可使鼻血管收缩,改善鼻腔通气,促进鼻窦引流。

② 羟甲唑啉滴鼻液:血管收缩作用强而持久,可维持2h,继发性血管扩张作用较轻。减充血剂的临床效用主要是解除鼻塞,改善鼻腔通气引流。但不能长期滥用,一般连续应用不能超过10天,否则可引起药物性鼻炎,使鼻腔更为阻塞。

(4)糖皮质激素:这类药物均制成喷鼻剂使用,常用的有二丙酸倍氯米松、丙酸氟替卡松、布地奈德、糠酸莫米松、曲安奈德。一般每次2喷,每日1~2次。糖皮质激素鼻内应用已成为治疗变应性鼻炎、鼻息肉的一线药物,也是治疗慢性鼻-鼻窦炎的主要方法。

(5)刺激药:复方薄荷樟脑石蜡油滴鼻剂。其主要作用是润滑鼻腔,刺激血管扩张、腺体分泌。用于治疗干燥性鼻炎、萎缩性鼻炎。

(6)上颌窦冲洗液:对厌氧菌和需氧菌皆有杀菌作用,并可稀化黏液。用于慢性上颌窦炎上颌窦穿刺冲洗之用。

(7)抗生素的鼻内局部应用:因为鼻腔表面有黏液纤毛运动,表面成分不适于细菌滋生繁殖,故细菌感染性炎症主要发生在深层。因此，鼻内滴入或喷雾抗生素多无明显作用，且很难进入鼻窦腔。对于抗生素的局部应用看法不一，一般认为常用抗生素，特别是新型抗生素最好少用。

18. 鼻部用药原则有哪些？

（1）药液应不严重影响鼻纤毛功能。

（2）鼻表面黏液酸碱度（pH）为 5.5～6.5 之间，药液应与此相适应且为等渗液。

（3）鼻表面积为 $150cm^2$，下有丰富血管，对药物吸收能力较强，故局部用药应考虑到对全身的副作用，尤其对心血管系统和中枢的影响。

（4）通常情况下，鼻内不宜局部滴用抗生素溶液。因为鼻部化脓性感染病灶主要在鼻窦，鼻窦窦口多已阻塞，引流不畅。鼻甲炎性改变主要为反应性炎症。鼻内滴用抗生素作用甚微，如长期使用有发生鼻内真菌感染的可能性。

（5）采用正确的体位和方法：药液如为滴剂，擤出鼻涕后，患者平卧，肩与床沿平齐，头后仰下垂，使鼻孔垂直朝上。每侧鼻孔滴 3～4 滴，30s 后头向左、向右偏斜各 30s，然后头恢复原位维持 30s，最后坐起将头前低，这样可使滴入的药液充分分布于整个鼻腔，尤其各个鼻道，有利于窦口开放。药液如为喷剂，采用坐位，擤出鼻涕后，左手持喷瓶，将喷嘴放入右侧鼻孔，喷嘴方向对着右眼外角，使药液喷到鼻腔外侧壁，反之亦然。

19. 什么是鼻腔冲洗法？其适应证有哪些？

鼻腔冲洗法是指通过一定压力的水流将鼻腔分泌物清洗出来的一种治疗方法。其目的是清洁鼻腔，湿润黏膜，减轻臭味，促进黏膜功能恢复。

鼻腔冲洗法主要适用于萎缩性鼻炎、干酪性鼻炎、鼻腔真菌感染、鼻及鼻窦手术后、鼻和鼻咽肿瘤放疗后鼻腔冲洗。

20. 鼻腔冲洗时的注意事项有哪些？

（1）鼻腔有急性炎症及出血时禁止冲洗，以免炎症扩散。

（2）灌洗桶挂在距患者头部上方50cm处，不宜悬挂太高，以免压力过大引起并发症。

（3）水温以32～34℃为宜，不能过冷或过热。

（4）冲洗时勿与患者谈话，以免发生呛咳。

（5）冲洗时如发生鼻腔出血，应立即停止冲洗。

（6）患者自行冲洗时，用特制的鼻腔冲洗瓶盛入生理盐水，用手挤压冲洗瓶将冲洗液注入鼻腔，注意用力不可过猛。

（7）鼻内镜术后患者建议使用3%氯化钠溶液行鼻腔冲洗。

21. 鼻腔冲洗器的原理是什么？

鼻腔冲洗器的原理是：将冲洗液经负压吸入橡皮球中，然后通过挤压橡皮球，将冲洗液以一定压力注入鼻腔，达到冲洗目的。

22. 如何使用鼻腔冲洗机？其注意事项有哪些？

使用方法：①鼻腔前部冲洗时，头部稍微前倾向下，喷孔对准并贴紧鼻孔；屏气，按住泄压孔，即可喷出水气，污水及分泌物回流至收集瓶；缓慢转动清洗瓶，彻底清洗鼻腔内部及鼻窦开口处。② 鼻腔后部冲洗时，头部自然上仰，喷孔对准并贴紧鼻孔；按住泄压孔，用鼻吸气，用嘴呼气，把冲洗液完全吸入鼻腔内；当冲洗液流至咽喉的时候，及时由口腔吐出即可，污垢及分泌物同时被冲洗出来；缓慢转动清洗瓶，彻底清洗鼻腔内部及鼻窦开口处。

注意事项：①治疗时如感觉不适时松开泄压孔，调整好姿势和呼吸节奏后再冲洗；②如冲洗压力不够，检查储药瓶是否旋紧；③如压力过大，应及时调整，以免损伤鼻咽腔黏膜引起出血；④如喷嘴堵塞，把喷嘴清洗干净后放在沸水里浸泡1min即可正常使用；⑤冲洗完毕，勿用力擤鼻、挖鼻，以免引起鼻腔出血；⑥每日定时冲洗2次为宜。

23. 什么是鼻窦负压置换疗法？

鼻窦负压置换疗法是指用吸引器具使鼻窦形成负压，吸出鼻窦分泌物并使药液进入鼻窦内而达到治疗目的的方法。其目的是促进鼻窦引流，并将药液带入窦腔内，以达到治疗鼻窦炎的目的。尤其适用于后组鼻窦炎。

24. 鼻窦负压置换的原理？

鼻窦负压置换的原理：利用间歇吸引法抽出窦内空气，使窦腔内形成负压，覆于窦口平面以上的药液，经鼻窦开口流入窦腔。平常药液滴入鼻腔后，因开口甚小，药液不易进入鼻窦。若在前鼻孔处做吸引时，鼻腔内和窦腔内空气发生膨胀，窦内空气经窦口外逸；吸引突然停止时，窦内已形成负压，大气压迫使鼻腔内药液经窦口进入窦内。操作完毕患者坐起，其头虽在正直位上，但因窦口甚小，药液亦不易自然流出，可在窦内潴留较长时间，以发挥药理作用。

25. 鼻窦负压置换疗法有哪些操作要领？

（1）先用1%麻黄素（儿童用0.5%麻黄素）收缩鼻黏膜，使窦口开放，擤尽鼻涕。

（2）取仰卧、垫肩、伸颈位，使颏部与外耳道口连线与水平线（即床平面）垂直。

（3）用滴管自前鼻孔徐徐注入2～3mL含抗生素及糖皮质激素的麻黄素液于鼻腔。

（4）操作者将与吸引器（负压不超过24kPa）相连的橄榄头塞于患侧的前鼻孔，对侧前鼻孔用另一手指压鼻翼封闭，嘱患者均匀地发出"开－开－开"之声，使软腭连续上提，间断关闭鼻咽腔，同步开动吸引器负压吸引1～2s，使鼻腔形成短暂负压，利于鼻窦脓液排出和药液进入。上述操作重复6～8次，达到充分置换的目的。若患儿年幼不能合作时，可嘱其尽量张大口，则软腭亦可将鼻咽封闭。同法治疗对侧。

（5）操作完毕让患者坐起，吐出口内和鼻腔内药液及分泌物，部分药液仍留于鼻腔内，嘱患者15min内勿擤鼻及弯腰。

（6）此法隔天1次，4～5次不见效，应考虑改用其他疗法。

26. 行鼻窦负压置换疗法为何要发"开-开-开"音？

行鼻窦负压置换操作时，令患者发"开"音的一刹那，软腭上提，使鼻腔和鼻咽腔处于封闭状态，同步开动吸引器时使鼻腔负压高于窦内，窦内脓液则经窦口排出进入鼻腔；当"开"音中断的一刹那，软腭复位，鼻腔和鼻咽腔与外界开放，此时鼻腔压力与大气压相等而窦内却是负压，故使鼻腔内药液经窦口进入窦内。

27. 鼻窦负压置换的注意事项有哪些？

（1）急性鼻炎、急性鼻窦炎、鼻出血、鼻息肉、鼻部手术后伤口未愈、鼻前庭炎、鼻前庭疖、高血压者禁用此法。

（2）吸引器压力不可过大，抽吸时间不宜过长，以免引起鼻出血。

28. 鼻药物烧灼的止血机制是什么？其注意事项有哪些？

鼻药物烧灼的止血机制是：破坏出血部位组织，使血管封闭或凝固而达到止血目的。

鼻药物烧灼的注意事项有：烧灼的范围越小越好，避免烧灼过深，避免烧灼时间过长，避免同时烧灼鼻中隔两侧对称部位，以免损伤正常组织或引起鼻中隔穿孔，烧灼后涂以软膏保护创面。

29. 鼻药物烧灼的操作要领有哪些？其适应证有哪些？

鼻药物烧灼的操作要领有：先在患处进行表面麻醉，然后利用铬酸珠的蛋白凝固作用，将出血的血管封闭。将细探针或卷棉子尖端于酒精灯上加热，置于铬酸瓶内贴少许结晶块附着于针端，再放于酒精灯上徐徐加热，结晶逐渐溶化成褐色小滴，垂于针端，冷却后即成小珠点于患处。亦可用次硫酸铁溶液在局部麻醉后，用卷棉子蘸药液直接涂压出血点半分钟，创面迅速形成一层棕黑色的收敛膜。此法应用范围不可过大，术后会有短时的疼痛感。

鼻药物烧灼适用于反复小量出血且能找到固定出血点者。

30．下鼻甲注射的适应证有哪些？

下鼻甲注射主要用于慢性肥厚性鼻炎及较重的单纯性鼻炎的治疗。

31．下鼻甲注射常用的硬化剂有哪些？

下鼻甲注射常用的硬化剂有5%鱼肝油酸钠、80%甘油、50%葡萄糖液以及高渗氯化钠（15%）和葡萄糖（50%）的混合液等。

32．下鼻甲注射的注意事项有哪些？

（1）鼻表面麻醉时，应加少量血管收缩剂，采用细针头。
（2）注药前应先抽吸有无回血，以避免注入血管内。
（3）自下鼻甲前端刺入，直达后端，但不可穿破后端。
（4）注射后给以润滑性滴鼻药和血管收缩剂。
（5）鼻腔急性炎症、妇女妊娠期或月经期勿行此操作。

33．下鼻甲注射的作用机制是什么？

下鼻甲注射的作用机制是：下鼻甲硬化剂注入后致局部无菌性炎症，使纤维蛋白和胶原物质沉积于曲张静脉、疏松的蜂窝组织间隙，发生瘢痕化，从而减少肿胀，缩小下鼻甲体积，借以改善鼻腔通气。

34．什么是上颌窦穿刺术？

上颌窦穿刺术是指经鼻腔外侧骨壁（上颌窦内侧壁）用穿刺针穿入上颌窦腔内，进行抽吸、冲洗等治疗的一种方法。多用于诊断、治疗急性或急性复发性上颌窦炎，也可用于上颌窦病变组织活检，是临床常用的诊疗技术之一。

35．上颌窦穿刺若出现并发症该怎样处理？

处理对策：停止冲洗，立即拔除穿刺针；局部热敷；适当应用抗生素药物，控制感染；把握穿刺部位、方向及力量；密切观察患者情况。一旦发生气栓，应紧急救治，立即将患者置于头低位，并向左侧卧；对严重病例，可行心脏穿刺或开胸抽出空气，并施予人工呼吸、中枢兴奋剂、氧气吸入等急救措施。

36．上颌窦穿刺的部位在哪里？其操作要领有哪些？

上颌窦穿刺的部位是距下鼻甲前端约 1～1.5cm 的下鼻甲附着处稍下的部位，该部位骨壁最薄，易于穿透，是上颌窦穿刺冲洗的最佳进针位置。

上颌窦穿刺冲洗的操作要领：①患者取坐位，用 1%麻黄素收缩下鼻甲和中鼻道，用浸有 1%丁卡因液棉签置入下鼻道鼻腔外侧壁行表面麻醉。② 在前鼻镜窥视下，将带有针芯的上颌窦穿刺针尖端置于距下鼻甲前端约 1～1.5cm 的下鼻甲附着处的鼻腔外侧壁，注意针尖斜面朝鼻中隔，一手固定患者头部，另一手拇指、食指和中指持针，掌心顶住穿刺针后端，使针尖朝向同侧外眦方向，稍用力钻动即可穿通骨壁进入窦内，此时会有一种"落空"感，表明针已进入窦腔。③拔出针芯，接上注射器回抽无血而有空气或脓液回流，证实针尖确实在窦内；撤下注射器，用一橡皮管连接于穿刺针和注射器之间，让患者手托弯盘并放于颏下，张口自然呼吸，缓缓注入温生理盐水冲洗，即可将脓液冲出，直至洗净为止。冲洗时可让患者改变头部位置，冲洗完毕后如有必要可注入抗生素及糖皮质激素。④旋转退出穿刺针，穿刺部位用棉片压迫止血。⑤必要时可每周冲洗 1 次。

37．上颌窦穿刺有哪些注意事项？

（1）进针部位、方向正确，用力要适中，一旦有"落空"感即停。以防针刺入面颊部软组织致面颊部皮下气肿或感染，或穿通上颌窦壁刺入眶内或翼腭窝，引起眶内、翼腭窝气肿或感染。

在未确定刺入上颌窦前不可进行冲洗。

（2）切忌注入空气，以免引起气栓。若怀疑发生气栓，应立即置患者头低位和左侧卧位（以免气栓进入颅内血管和动脉系统、冠状动脉），应立即给氧及其他急救措施。

（3）注入生理盐水时，如遇阻力，说明针尖可能不在窦内，或在窦壁中，此时应调整针尖位置和深度，再行试冲，如仍有较大阻力，则应停止冲洗。有时因窦口阻塞亦可产生冲洗阻力，如能判断针尖确在窦内，稍加用力即可冲出。

（4）冲洗时应密切观察患者眼球和面颊部，如患者诉眶内胀痛或眼球有被挤压出的感觉时应立即停止冲洗，如发现面颊部逐渐隆起亦应停止冲洗。

（5）穿刺过程中患者如出现晕厥等意外，应立即停止冲洗，拔除穿刺针，让患者平卧，密切观察病情并给予必要处理。

（6）拔除穿刺针后如遇出血不止，须做止血处理。

（7）儿童穿刺应慎重。高血压、血液病、急性炎症期患者禁忌穿刺。

38. 如何把握鼻骨骨折的复位时机？

鼻骨骨折应在外伤后2～3h内处理，此时软组织未肿胀，因此复位准确。如软组织肿胀明显，应暂缓复位，但不应超过伤后2周。如拖延复位的时间过久，由于鼻部血运丰富，骨片较薄，易发生错位愈合，增加晚期处理的困难。

39. 闭合性错位性骨折如何复位？

复位前用1%麻黄碱棉片收缩鼻腔，清理鼻腔淤血块，再用1%丁卡因做鼻表面麻醉（儿童需全身麻醉）。先测量骨折与前鼻孔间的距离，然后用鼻骨复位钳、鼻中隔剥离器或枪状镊等缠以凡士林纱布或棉片插入病变侧鼻腔内，置于鼻骨的后面，向前上方用力将移位的骨片抬起，此时常可听到鼻骨复位声。复位时注意进入鼻腔的鼻骨复位器械不能超过两侧内眦的连线，以免损伤筛板。复位后鼻腔内填塞凡士林纱条，24～48h后取出。

40. 下鼻甲微波治疗的作用机制是什么? 微波治疗的特点有哪些?

下鼻甲微波治疗的作用机制是利用微波的生物热效应使组织凝固。

其特点是加热部位均匀、深浅一致,无升温过程;作用范围局限,边界清楚;无焦痂、无出血;产生的烟雾少,手术视野清晰。

41. 微波治疗在临床耳鼻咽喉科中有哪些适应证和禁忌证?

适应证:鼻出血;功能性内镜鼻窦手术时的出血;下鼻甲黏膜肥厚及中鼻甲息肉样变;变应性鼻炎及血管运动性鼻炎;肥厚性咽炎;鼻、咽、喉息肉、小血管瘤及乳头状瘤;扁桃体肥大等。

禁忌证:急性炎症期间;高血压、冠心病患者;装有心脏起搏器患者;妊娠期妇女。

42. 什么是下鼻甲的激光治疗?

下鼻甲的激光治疗是利用高功率激光如CO_2、Nd:YAG激光的切割、凝固、气化组织效应,治疗变应性鼻炎、血管运动性鼻炎、慢性肥厚性鼻炎等。

43. 激光治疗在耳鼻咽喉科中有哪些适应证?

(1) **耳部疾病**:耳前瘘管并发感染、乳突根治术后、分泌性中耳炎、耳郭假性囊肿等理疗、引流和切除。

(2) **鼻部疾病**:外鼻和鼻前庭疾患可采用低功率的CO_2激光照射治疗,慢性鼻炎、慢性鼻窦炎及鼻息肉可用YAG激光手术治疗,也可用于治疗鼻出血。

(3) **咽部疾病**:急慢性咽炎、溃疡、海绵状血管瘤、慢性扁桃体炎的激光照射和手术,还用于悬雍垂腭咽成形术。

（4）喉部疾病：喉乳头状瘤、纤维瘤、声带白斑和息肉切除，也可用于早期喉癌手术。

44．射频治疗的机制是什么？

射频治疗的机制是：利用频谱范围在0.5MHz～100GHz之间的电磁波作用于人体组织，产生内生热效应，使组织蛋白凝固、萎缩、脱落或消失，从而使增生性病变组织缩小或消除增生组织以达到治疗的目的。

45．射频治疗有哪些优越性？

射频治疗的优越性有：①不直接破坏组织，对周围组织损伤小；②由于电流不直接流经组织，组织发热少，治疗温度低；③通过分子间的分离，使组织定点消融。

46．射频治疗在临床耳鼻咽喉科中有哪些适应证？

（1）鼻部疾病：慢性肥厚性鼻炎、鼻息肉、变应性鼻炎、血管运动性鼻炎、鼻出血、鼻腔血管瘤、鼻前庭赘生物等。

（2）咽喉部疾病：鼻咽部良性肿瘤、鼻咽纤维血管瘤、腺样体残留、扁桃体良性肿瘤、慢性扁桃体炎、慢性肥厚性咽炎、会厌囊肿、声带息肉及小结、喉乳头状瘤等。

（3）耳部疾病：副耳、耳前瘘管、耳郭假性囊肿、外耳道新生物或息肉、肉芽等。

47．什么是冷冻治疗？其作用机制是什么？

冷冻治疗是指利用0℃以下低温冷冻局部活体组织使之破坏来治疗某些疾病的一种方法。

冷冻治疗的作用机制是：①冷冻可致细胞内、外形成冰晶引起细胞损害；②冷冻可致酸碱度改变以及蛋白质变性；③急速降温时，细胞内各成分缩胀比率不均衡导致细胞破裂；④冷冻还可致局部血液循环障碍。

48．临床上常用的制冷剂有哪些？

临床上常用的制冷剂有：氟利昂和液氮。氟利昂的温度可降至-70～-29℃，液氮的温度可达-196～-160℃。

49．冷冻治疗有哪些并发症？

冷冻治疗的并发症有：①一过性的局部肿胀；②出血，一般为暂时性，较轻；③疼痛，在复温解冻时可出现疼痛；④瘢痕形成，在治疗恶性肿瘤或冷冻损伤肌肉组织时，可出现瘢痕；⑤发热，为吸收热。

50．冷冻治疗在耳鼻咽喉科中有哪些适应证？

（1）耳部疾病：耳郭假性囊肿、耳郭疣、耳垂瘢痕疙瘩、血管瘤、乳头状瘤以及耳部原位癌等均可行冷冻治疗。

（2）鼻部疾病：可用于治疗鼻出血、慢性单纯性鼻炎、慢性肥厚性鼻炎、变应性鼻炎及鼻息肉、鼻部赘生物、某些鼻部良性肿瘤（血管瘤、乳头状瘤、皮脂腺瘤、神经纤维瘤等）。

（3）咽喉部疾病：慢性咽炎、慢性扁桃体炎、声带息肉或声带小结、咽喉部血管瘤、乳头状瘤、囊肿、神经纤维瘤等良性肿瘤均可行冷冻治疗；鼻咽纤维血管瘤在术中配合冷冻治疗可减少出血。

（4）头颈部疾病：治疗头颈部良性肿瘤，如血管瘤、乳头状瘤、小纤维瘤、瘢痕疙瘩、血管瘤等；恶性肿瘤切除后对术腔做冷冻治疗可以减少复发，也可用于一些恶性肿瘤的姑息治疗。

51．什么是变应原皮肤试验？

变应原皮肤试验是指将变应原注入皮内，使其与皮内肥大细胞表面的特异性IgE结合，致肥大细胞释放介质，局部出现丘疹或风团等荨麻疹样变态反应。

52．变应原皮肤试验包括哪两种方法？

（1）皮内法：将一定浓度（1：100或1：1000）的变应原

溶液0.01 ～ 0.02mL注入皮内，观察15 ～ 20min。若注射局部出现风团样反应，直径0.5cm以上即为阳性。

（2）挑刺法：将一定浓度（1：10）的变应原溶液滴在皮肤表面，然后在滴液处用针尖挑刺，挑破表皮但不出血。观察15 ～ 20min，局部隆起并有红晕为阳性。

53．变应原皮肤点刺禁忌证有哪些？

哮喘重度患者及急性期发作患者、有癫痫发作史患者、有心脑血管疾病患者、点刺部位有皮炎的患者及孕妇禁做变应原皮肤点刺。

54．变应原皮肤点刺前应注意什么？

（1）皮肤点刺前3天到1周禁服含有抗组胺类药物，如开瑞坦、息斯敏或感冒药等，因此类药会影响皮肤点刺试验的结果。

（2）皮肤点刺前1天不能使用全身皮质激素（如强的松龙等），点刺部位不能使用皮质激素类药膏。

（3）哮喘发作期不宜做此检查。高血压患者必须预先告知，皮肤点刺前测量血压。

（4）皮肤点刺前先解决二便。

（5）皮肤点刺时不能空腹。

（6）皮肤点刺后须观察15min才有结果。

（7）皮试后短时间内有极少数患者可能出现严重过敏反应，因此点刺试验必须征求患者的同意，并且点刺后15min内不能离开诊室，如果局部肿胀、痒痛明显或出现全身皮肤瘙痒、潮红、红斑、广泛的荨麻疹、呼吸不畅、声嘶、喷嚏、咳嗽和哮喘等应立即予以处理。

55．什么是脱敏疗法？

脱敏疗法是用患者对之敏感的变应原以小量渐增的方法进行皮下注射，以提高患者的免疫耐受性。由于变应原进入机体的途径不同，自然接触导致IgE产生，而脱敏治疗则导致IgG

上升，IgG不是亲细胞抗体，它在体液内循环，可以随时捕获进入的抗原物质，起封闭作用，使其不能到达肥大细胞，因此称为封闭抗体。

56. 变应性鼻炎的治疗体系包括哪几个方面？

变应性鼻炎的治疗体系分为：避免接触变应原、药物治疗和变应原特异性免疫治疗三部分，其中，免疫治疗是唯一可通过免疫调节机制改变变应性疾病自然病程的治疗方式。

57. 特异性免疫治疗有哪些优越性？

变应性疾病的特异性免疫治疗已有上百年历史，在我国也有超过50年的历史，特异性免疫治疗能改变疾病的自然进程，只要选用正确的疫苗、严格掌握患者的适应证，特异性免疫治疗就可显著改善过敏症状、减少药物的使用以及提高患者的生活质量。

58. 特异性免疫治疗皮下注射法的适应证和禁忌证有哪些？

适应证：①患者的症状与变应原的接触关系密切，且无法避免接触变应原；②患者的临床症状是由单一或少数变应原引起的；③症状持续时间延长或提前出现的季节性花粉症的患者；④变应性鼻炎的患者在变应原高峰季节出现下呼吸道症状；⑤使用抗组胺药物或中等量以上的吸入性皮质类固醇仍未控制症状的患者；⑥不愿意接受持续或长期药物治疗的患者；⑦药物治疗引起不良反应的患者。在考虑特异性免疫治疗之前要认真评估患者的疾病及其严重程度、变应原和疾病的关系、对症治疗的效果、疾病以及治疗的潜在危险因素、患者的心理健康状态及其对疾病和治疗措施的态度。一般来说特异性免疫治疗适用于5～60岁变应性鼻炎和支气管哮喘的患者，而对于食物过敏和变应性皮炎的疗效不佳。

禁忌证：①严重的免疫系统疾病、心血管系统疾病、癌症以及慢性感染性疾病；②患者必须服用β-受体阻滞剂（包括表面吸收剂型）；③缺乏依从性以及严重心理障碍；④中～重度持续性哮喘、哮喘病情不稳定或急性发作期、FEV1占预计值百分比＜70%的患者首先需进行充分的药物治疗；⑤至今没用证据显示特异性免疫治疗有致畸作用，但在剂量增加阶段，存在过敏性休克和流产等危险因素，因此在妊娠或计划受孕期间不主张开始特异性免疫治疗；如妊娠前已经接受治疗且耐受良好，则不必中断治疗。

59. 特异性免疫治疗皮下注射法的操作要领有哪些？

注射部位是上臂远端1/3的外侧和前臂中1/3的背侧。用拇指和食指捏起上臂三角肌下缘皮肤，在深部皮下进针。注射必须缓慢，注射1mL大约需要60s，并应间断进行回抽动作，如每注射0.2mL回抽一次，如果回抽到血液，应停止注射，弃去血液污染的产品，观察患者30min。如果没有明显的全身反应，可重新抽取剩余剂量的变应原产品再次注射。建议左右臂轮流注射。

60. 特异性免疫治疗皮下注射法的剂量调整的具体原则包括哪些？

需采取非常规注射或调整注射剂量的具体原则包括：患者注射前3天出现临床状况；上次注射至今的时间间隔超出规定范围；上次注射时出现全身或局部反应。

决定本次变应原的注射剂量前，应充分评估患者是否适合接受预定剂量的注射，这是避免全身不良反应发生的重要步骤，具体方案如下。

（1）最近3天，患者有呼吸道感染或其他重大疾病时，应推迟注射。

（2）最近3天，患者过敏症状逐渐加重，或因变应原暴露需增加抗过敏药物的剂量时，应推迟注射。

（3）患者的肺功能下降，最高呼气峰流速值＜80%个人最佳值时，应推迟注射。对于哮喘患者，每次注射前都必须测定肺功能（测定最高呼气峰流速即可）。

（4）如果注射间隔时间延长，需减少注射剂量，减少的量取决于时间延长的程度；

（5）如果上次注射时出现全身反应，应减少该次注射的变应原剂量，减少的量取决于反应的严重程度，如果出现严重过敏反应和其他危及生命的反应，必须仔细评估是否继续行皮下免疫治疗。

（6）注射变应原应与注射其他传染性疾病的疫苗分开，至少间隔1周的时间。要特别询问患者注射前是否服用了可能增加全身不良反应的发生或是使过敏反应更难于控制的药物（如β-受体阻滞剂）。大量饮酒可以抑制组胺的转化酶-二胺氧化酶的产生从而增加全身反应发生的危险。

（7）变应原季节（如春季或秋季花粉季节）不应开始进行免疫治疗，在免疫治疗过程中若遇到变应原季节时如果患者出现临床症状，也不应进行治疗。应在变应原季节减少变应原的注射剂量，但如果患者没有症状则不必减少剂量。对于出现症状的患者，则应推迟注射，而应加强对症治疗，患者在症状消除后也应减少变应原的剂量。

61. 什么情况下应推迟舌下含服免疫治疗？

如果出现下列情况时应该推迟舌下含服免疫治疗：①出现口咽部感染；②有较大的口腔外科手术时；③急性胃肠炎；④哮喘加重；⑤最大呼气峰流速＜80%个人最佳值时；⑥皮下注射抗病毒的疫苗。

62. 特异性免疫治疗皮下注射给药及舌下含服给药的停药指征有哪些？

皮下注射给药的停药指征有：①获得成功的临床疗效，即经过3～5年的免疫治疗后，已没有症状或者症状已经大幅改善1～2年的患者；②无反应者，即经过1年的维持治疗无效者；③过敏反应：在免疫治疗期间出现危及生命的严重不良反应者；

④依从性欠佳者；⑤出现免疫治疗禁忌证者。

舌下含服给药的停药指征有：①在至少3～5年的治疗后，患者没有症状或连续2年仅出现轻微症状（与皮下治疗平行）；②患者不能配合治疗；③出现任何类型的免疫治疗的禁忌证；④持续存在的难以耐受的局部不良反应；⑤反复出现全身反应；⑥治疗2年后没有临床疗效。

63．咽喉部的常用药物有哪些？其有何药理作用？

咽喉部的常用药物有含漱剂、咽部涂剂、含片等。

（1）含漱剂：用于咽部，为水溶液，每次含漱应尽可能保持较长时间，含漱后吐出，不可咽下。含漱剂的主要作用：消毒、杀菌、保持口腔和咽部清洁；湿润咽部，使分泌物易排出；收敛止痛。

（2）咽部涂剂：涂剂具有润滑、刺激分泌及收敛的作用，涂时用棉签蘸涂剂涂于咽部各壁。

（3）含片：将抑菌、消毒药与挥发性药一起制成含片含在口内，使药物在慢溶化过程中发挥作用。

（4）雾化吸入液：一般用于咽喉部急慢性炎症。

64．咽喉部用药原则有哪些？

（1）咽喉部神经敏感，刺激性强的药物易引起恶心、呕吐等咽反射。

（2）咽喉部空气流量大，不宜长期用粉末剂，以防加重咽部干燥感，且每次用量不宜过大，以免呛咳。

（3）抗生素不宜长期局部应用，以防出现耐药菌株和真菌感染。

65．咽部涂药法的适应证有哪些？

咽部涂药法适合于急慢性咽炎、萎缩性咽炎、真菌性咽炎、咽部溃疡和损伤等病症。

66. 咽部涂药的操作要领及注意事项有哪些？

操作要领：涂药时让患者坐位，张口，平静地用口呼吸，使舌部和腭部完全放松。左手持压舌板轻轻按住舌背，右手持涂药器沾上药液，涂于咽部黏膜。

注意事项：涂药器上所沾的药液不可太多，以免滴入喉腔发生反射性痉挛。涂药器上的棉花必须缠紧，以免涂药时脱落，导致咽喉部异物。

67. 扁桃体周脓肿的切开部位在哪？

常规定位是从悬雍垂根部作一假想水平线，从腭舌弓游离缘下端作一假想垂直线，二线的交点稍外即为适宜的切口处。

68. 扁桃体周脓肿穿刺抽脓如何操作？

首先明确脓肿是否形成及脓肿的部位。1%丁卡因表面麻醉后，用16～28号粗针头于脓肿最隆起处刺入。穿刺时，应注意方位，不可刺入太深，以免误伤咽旁隙内的大血管。针进入脓腔即有脓液抽出。

69. 丁卡因药物过敏有何临床表现？

丁卡因药物过敏表现为头晕、眼花、胸闷、心悸、口干，患者面色苍白，瞳孔散大，或出现精神兴奋、幻视，以及脉弱、血压下降、呼吸浅而不规则等。这些症状的出现往往无规律，可突然发生循环呼吸衰竭。

70. 丁卡因药物过敏时该如何处理？

（1）立即停止用药，抽出鼻腔内的丁卡因棉片或纱条，静脉注射地塞米松5～10mg。

（2）中枢兴奋者应给予安定注射（0.1～0.2mg/kg体重），出现抽搐者应用2%～2.5%硫喷妥钠缓慢静脉注射，抽搐一经控制应立即停注，针头暂不拔出，以备抽搐再发时可继续注射，但用药总量不超过 5mg/kg 体重。

（3）如有血压下降，应行抗休克治疗，酌情应用升压药或微血管扩张药，以改善组织缺氧状况。

（4）保持呼吸道通畅，给予氧气吸入。

（5）密切注意心脏情况，如有异常，及时采取有效措施。

71. 如何预防丁卡因药物过敏？

先用少量丁卡因喷入鼻腔，观察患者 5min，注意有无过敏反应。如无异常反应，方可开始进行麻醉。

72. 超声雾化吸入法的工作原理是什么？其作用有哪些？

超声雾化吸入法的工作原理是利用超声波声能将药液变成细微的气雾，随着吸气而进入患者呼吸道，从而达到治疗疾病的目的。其主要作用为消炎、镇咳、祛痰，对解除支气管痉挛，消除鼻、咽、喉部炎症的充血、水肿状态，抑制分泌物渗出，改善通气和发声功能，均有较好的效果。

73. 超声雾化吸入法的适应证有哪些？

超声雾化吸入法适用于：①肺、支气管、咽、喉、鼻腔黏膜的急慢性炎症及变态反应性疾病；②鼻、咽、喉局部手术后的感染预防；③稀释呼吸道内的黏稠分泌物，使之顺利咳出，以改善呼吸道的通气功能。

74. 气管切开术后护理的目的是什么？

（1）保持患者呼吸道通畅：气管切开后气道自身湿化作用明显降低甚至消失，造成管腔内分泌物黏结，阻塞管腔，影响正常的呼吸功能。应通过气道的充分湿化、正确的吸痰来维持呼吸道通畅。

（2）预防感染：由于受周围皮肤细菌和呼吸道分泌物污染，

很容易形成气管切口感染；呼吸道黏液增加、缺少湿化滤菌功能容易造成肺部感染。因此在进行护理操作时，应严格按照无菌操作、器具消毒、按时换药和更换内套管，以及吸痰时先气道后口腔等原则进行。

（3）防止其他并发症的发生：气管切开常见并发症有切口出血、皮下气肿及纵隔气肿、气胸、气管套管移位、脱出、气管食管瘘、导管堵塞、拔管困难等。

（4）维持患者健康的心理：气管切开后由于气管套管的限制使患者发声困难，导致沟通障碍，同时患者的病情又处于危重紧急状态，身体的不适、生理需求无法表达，情绪会变得焦躁和恐慌。护理人员要有主动服务意识，对意识清醒的患者应加强与患者之间的沟通，主动向患者讲解气管切开的目的、意义、必要性，向患者解释病情，表达对患者痛苦的理解。帮助患者树立战胜疾病的信心，使其更好地配合治疗和护理，促进病情好转。

75. 如何清洗及消毒内套管？

气管内套管的清洁和消毒是气管切开护理的重要环节。气管切开内套管清洗消毒不严格可引起肺部感染，加重病情，甚至危及生命。气管内套管分一次性和非一次性使用，一次性材质为塑料，大多用于连接呼吸机管道，不需清洗消毒；非一次性为金属材质，可反复使用，用于长期带管的患者。以下介绍金属内套管清洗和消毒的方法。

（1）清洗内套管方法：套管是带有弧度的管腔，痰液易于储留，特别是脓性痰液更易干涸，增加了清洗难度。要预防肺部并发症，清洗质量是灭菌成败至关重要的因素。常见的方法有手工清洗法、超声波-酶洗法。

① 手工清洗法：用流水或温水反复冲洗，内套管外面用软毛刷刷洗，内壁先用小软毛刷进行刷洗，然后用自来水反复冲洗，接着对光检查，如发现内壁尚有物质残存，可用干燥的棉签反复推、擦，使小痰痂脱落。

② 超声波-酶洗法：将取出的套管放于固定的容器内清水

浸泡10min后，放入45℃的含酶清洗液中超声15min，严格按照《消毒技术规范》中的步骤进行洗涤。取出后用小棉签将管腔内外反复擦洗，流水冲净，更换无菌手套用喷枪接纯净水做最后冲洗，再用高压气枪吹干套管内外。

（2）内套管消毒方法：内套管的严格消毒是减少肺部感染的关键。常见消毒方法如下。

① 煮沸消毒法：先将内套管彻底清洗，再将内套管煮沸20min，待内套管自然冷却控干后置入外套管。

② 2%碱性戊二醛溶液浸泡法：先将内套管彻底清洗，干燥后用2%碱性戊二醛浸泡20min，最后用无菌蒸馏水将残余戊二醛冲洗干净，控干后置入外套管。

③ 消毒液浸泡消毒法：用1%巴氏消毒液浸泡5min，再彻底清洗，然后煮沸20min。

在化学法消毒中，有研究者应用75%乙醇、3%双氧水也取得良好结果。在临床使用中，应结合实际情况进行选择，以达到最佳的治疗效果。

76. 更换气管垫的操作要领及注意事项有哪些？

更换气管垫是防止切口感染的重要手段之一，常规每日更换1～2次，如有污染时应随时更换，保持敷料清洁干燥。

操作要领：①左手持止血钳，夹住外套管底板稍稍提起，右手持平镊夹住气管垫纱布开口缓缓拉出，将换下的气管垫及平镊置于弯盘内。检查切口周围皮肤颜色有无红肿及异常分泌物。②右手取另一把无菌平镊，用75%酒精棉球自导管处向外消毒切口周围的皮肤2次，然后用生理盐水棉球清洁切口边缘的皮肤，再用酒精棉球消毒外套管底板，换上无菌气管敷料垫，必要时使用凡士林油纱条。③套管口覆盖单层湿纱布，以增加吸入空气的湿度。

于淑玲等报道在气管敷料上使用橡胶气管垫。即取无菌手套一只，剪去手指部分，留手掌部分，对折后根据气管套管型号，在中间剪一圆孔，四角修整为椭圆形，每日更换气管切口纱布后套于气管套管上即可。当患者有痰液喷出气管套管时，直接落在橡胶气管垫上，可用吸引器吸除，不污染纱布。另外，在患者雾化时，雾化蒸气易致纱布潮湿，橡胶气管垫能起到防止纱布潮湿、污染的作用，需要时可随时更换，不会增加患者痛苦。

注意事项：①注意无菌操作，动作要轻柔；②观察切口的生长状况，判断有无感染；③注意套管系带应松紧适宜（以在系带与颈部皮肤之间能插进一指为宜）；④注意备好采取相关措施的用具，如吸氧、吸痰用具等，以防在操作过程出现相关事件，便于进行处理。

77．经气管套管吸痰的目的是什么？

（1）清除呼吸道分泌物，保持呼吸道通畅。

（2）促进呼吸功能，保持肺功能。

78．经气管套管吸痰的注意事项有哪些？

（1）严格无菌操作，动作应轻柔、准确、快速，每次吸痰时间不超过15s，连续吸痰不得超过3次，避免吸痰管固定一处吸痰，以免损伤黏膜，注意观察痰液的颜色、性状和量。

（2）注意吸痰管插入是否顺利，遇到阻力时应分析原因，不可粗暴盲插，吸痰时注意观察呼吸情况，杜绝任何异物带入气管内。

（3）吸痰管最大外径不能超过气管套管内径的1/2，吸痰前检查吸引器负压，不能超过规定的负压，以免损伤患者气道。

（4）一根吸痰管只能吸一次，内套管取出的时间不宜过长，以免痰痂附着外套管壁。应经常观察套管系带松紧度，保持正常头位。

（5）冲洗水瓶应分别注明吸引气管套管、口鼻腔之用，不能混用。

（6）吸痰过程中应当密切观察患者的病情变化，如有脉搏、血压、呼吸、血氧饱和度明显改变时，应当立即停止吸痰，给予氧气吸入，酌情报告医生。机械通气患者吸痰前后需给予高浓度吸氧。

（7）注意观察有无出血、皮下气肿、纵隔气肿等并发症的发生。

79．经气管套管吸痰时的负压一般控制在什么范围？

刘晓妍等研究得出成人气管切开有效吸痰负压宜控制在（212±48）～（354±33）mmHg，在此范围内能更好地平衡吸痰次数与黏膜损伤度的关系，减轻吸痰操作造成的气道黏膜损伤和缺氧等副作用。

（彭新宇　曾芳芳　杨　华）

第十章

耳鼻咽喉常用检查法

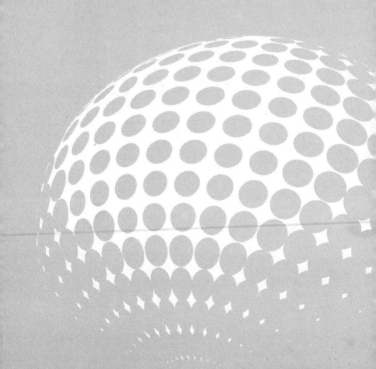

1. 检查外耳道时成人手法和小儿手法有何不同，有何意义？

检查成人外耳道时，应将耳郭向后、上、外方牵拉；检查婴幼儿外耳道时应向下牵拉耳郭。由于外耳道呈弯曲状，根据弯曲的方向不同朝不同的方向牵拉，从而使外耳道变直，便于检查。

2. 鼓气耳镜检查的原理是什么？其有何优点？

鼓气耳镜是在漏斗形耳镜后端安装一放大镜，使用一条细橡皮管从耳镜的侧方将耳镜与橡皮球连接。检查时，将鼓气耳镜与外耳道皮肤贴紧，然后通过反复挤压放松橡皮球，使外耳道交替产生正、负压，引起鼓膜内、外相运动。借助鼓气耳镜的放大和鼓气功能，可以判断鼓膜的运动度以及观察难以发现的小穿孔。

3. 听力检查的目的是什么？

听力检查是为了确定受试者有无听力损失以及听力损失的程度、性质或部位，为治疗及康复提供依据。

4. 临床听力检查包括哪几类？各有何优缺点？

临床听力检查分为主观测听法和客观测听法两大类。主观测听的结果是依据受试者对刺激声信号做出的主观判断进行记录，又称行为测听。主观测听法经常受到受试者的主观意识、情绪、年龄、文化程度和反应能力及行为配合的影响，故在某些情况下（如非器质性聋、弱智、婴幼儿、反应迟钝者等）检测结果不能完全反映受试者的实际听功能水平。客观测听法无需受试者的行为配合，不受其主观意识的影响，结果相对客观、可靠，但结论判断的正确性与操作者的正确性以及操作者的经验、水平有关。与主观测听法相比，客观测听的频率特性较差，对每一个频率的听阈难以做出精确的评价。

5. 主观测听法包括哪些？

主观测听法包括语音检查法、表试验、音叉试验、纯音听阈及阈上功能测试、Békésy自描测听、言语测听等。

6. 客观测听法包括哪些?

客观测听法包括声导抗测试、电反应测听以及耳声发射测试等。

7. 骨导听阈和气导听阈分别代表耳部哪个部位的功能,为什么?

骨导听阈代表内耳的功能,气导听阈代表中耳的传声功能。这是因为骨导听觉是声音通过颅骨的振动引起内耳骨迷路和膜迷路振动而产生,不用经过中耳的传导;气导的传导途径是经过外耳和中耳到达内耳。

8. 什么是听力测试中的掩蔽?

掩蔽是用适当的噪声干扰非受试耳,以暂时提高其听阈。

9. 传导性听力损失的纯音听力图有何表现?

传导性听力损失时,各频率骨导正常或接近正常;气导听阈提高;气骨导间距(气骨导差)大于10dB;气导听阈提高以低频为主,呈上升形曲线,气骨导差以低频区明显。

10. 感音神经性听力损失的纯音听力图有何表现?

由于气导和骨导的传导路径最终都进入内耳,感音神经性听力损失患者的气、骨导听力曲线呈一致性下降,通常高频听力损失较重,故听力曲线呈渐降型或陡降型。

11. 混合性听力损失的纯音听力图有何表现?

混合性听力损失的纯音听力图兼有传导性听力损失与感音神经性听力损失的听力曲线特点,其特征是气导和骨导听阈都提高,即气骨导听力都下降,但有气骨导差存在。部分可表现为以低频传导性听力损失的特点为主，而高频的气、骨导曲线呈一致性下降，亦有全频率气、骨导曲线均下降。

12. 什么是言语测听法？

言语测听法是将标准词汇录入数码载体上，通过耳机或自由声场进行测试。主要测试项目有言语接受阈和言语识别率。

13. 传导性聋和感音神经性聋行言语测听检查结果有何不同？

传导性聋言语识别率大多正常，言语识别率低多为感音神经性耳聋。

14. 声导抗检测法的目的是什么？

声导抗检测法是临床上最常见的客观听力测试方法之一，可以反映中耳传声系统和脑干听觉通路功能。

15. 人工耳蜗植入术后颞骨X线拍片的意义及时机是什么？

人工耳蜗植入术后5～7天行颞骨X线拍片，以观察人工耳蜗植入深度及植入体的位置。

16. 听性脑干反应测听是什么？其在新生儿和婴幼儿的听力筛选中有何意义？

听性脑干反应测听是利用声刺激诱发潜伏期在10ms以内的脑干电反应，检测听觉系统与脑干功能的客观检查，可用于新生儿和婴幼儿听力筛选，鉴别器质性与功能性聋。

17. 鼓室导抗图A型、B型、C型曲线分别代表什么？

A型曲线：中耳功能正常；A_S型：中耳传声系统活动性受限；A_d型：鼓膜活动度增高；B型曲线：鼓室积液和中耳明显粘

连；C型曲线：咽鼓管功能障碍。

18. 新生儿听力筛查的项目有哪些？其有哪些注意事项？

目前开展的新生儿听力筛查常用的项目有声导抗、耳声发射、脑干诱发电位和听觉行为测试。测试时，要使新生儿保持安静，不得有吞咽、吮吸等动作和鼻堵现象，最好处于睡眠状态，并且要清除外耳道分泌物，测试环境要求无噪声，放入耳道的测试探头的小管要保持通畅。

19. 耳蜗电图有何作用？

耳蜗电图是指声刺激后记录源自耳蜗及听神经的近场电位，是评价外周听觉与听神经功能的理想方法。

20. 甘油试验有何意义？做甘油试验前为什么要禁食、禁饮？

甘油试验阳性，提示耳聋系膜迷路积水引起，处于波动性、部分可逆性阶段。由于甘油渗透压高，且分子直径较小，可进入细胞内升高胞内渗透压吸收内淋巴液中的水分，减轻膜迷路水肿。进餐饮水后会影响甘油的脱水作用，从而影响检查结果。

21. 什么是视频眼震电图？

视频眼震电图（VNG）是一种基于视频采集的眼震图记录方法，是新一代的前庭功能检查仪器，与传统的眼震电图相比较，结果更精确、操作更简便。在外周性前庭病变的诊断中更加有用和可靠。

22. 用前鼻镜检查鼻腔时可采用哪几种头位？分别有什么目的？

用前鼻镜检查时按3种头位顺序检查：第一头位，患者头面部呈垂直位或头部稍低，观察鼻腔底、下鼻甲、下鼻道、鼻中隔前下部及总鼻道的下段；第二头位，患者头稍向后仰，与鼻底呈30°，检查鼻中隔的中段以及中鼻甲、中鼻道和嗅裂的一部分；第三头位，头部继续后仰30°，检查鼻中隔的上部、中鼻甲前端、鼻丘、嗅裂和中鼻道的前下部。

23．使用声反射鼻测量计和鼻测压计检查的意义是什么？

使用声反射鼻测量计为一个客观测定方法，可以准确反映鼻腔的几何形态，成人、儿童、婴儿均可使用；鼻测压计又称鼻阻力计，它可以动态检测每侧鼻孔的压力和流量，从而计算出鼻腔总的阻力。

24．鼻内镜检查的适应证和禁忌证是什么？

鼻内镜检查的适应证有：①有头痛、鼻塞、流涕等症状，疑有鼻腔解剖异常或炎症等病变者；②反复鼻出血，前鼻镜检查未能确定出血原因者；③行鼻息肉或其他鼻腔肿物切除术前的常规检查，以及各鼻窦手术后窦口和窦腔的观察；④鼻分泌物后流或血涕者；⑤查找嗅觉障碍的原因；⑥查找脑脊液鼻漏的位置；⑦耳鸣及传导性聋疑鼻鼓管咽口有病变者；⑧查找颈部肿块病灶；⑨对鼻泪管口或新泪囊鼻腔吻合口的观察；⑩鼻黏膜纤毛活动的观察。

禁忌证：①急性上呼吸道感染或其他急性传染病期应尽量避免或推迟应用鼻内镜检查；②高血压及心脏病者（但经适当预防处理后，在监护下也可进行此项检查）。

25．鼻内镜检查的护理配合要点有哪些？

鼻内镜检查的护理配合包括检查前配合和检查时配合。

（1）检查前的护理配合包括：①用物准备，按耳鼻咽喉科诊查单元基本设置及专用急救物品备物，另备全套鼻内镜、鼻内镜手术包、电动吸引器、药物、蒸馏水等，②鼻内镜准备：使用前将内镜、纤维导光索及其他器械消毒好备用；③病员准备，做好解释及介绍注意事项，非全身麻醉者不必禁食，按需要剪鼻毛或面部皮肤清洁消毒，清除鼻腔分泌物，检查前了解病员的情况是否适合检查。

（2）检查时的护理配合包括：①体位，取平卧位，布巾包头；②麻醉，分别给予1%丁卡因、2%麻黄素、0.1%肾上腺素溶液进行鼻腔黏膜麻醉；③配合检查，接通电源，打开冷光源开关，及时递送需要物品，协助吸引，观察病员；④检查结束后指导病员半坐卧位休息，经观察局部无出血方可返回；⑤查对标本，及时送检；⑥严格执行鼻内镜的清洁、消毒、保管操作。

26. 检查口咽部时，应如何放置压舌板？

检查口咽部时，受检者端坐，放松，自然张口，用压舌板轻压舌前2/3处，进行观察。

27. 间接喉镜检查时为什么要求患者进行发声和吸气？

间接喉镜检查时，患者发声时可见两侧声带内收的情况，吸气时可见两侧声带外展的情况。

28. 直接喉镜检查的适应证和禁忌证有哪些？

直接喉镜检查的适应证：①喉腔检查，一般用于间接喉镜检查不能查明的局部病变，或因解剖原因，如会厌短而后倾呈婴儿型，不易上举，或在小儿间接喉镜检查不合作时，也有因声门下区、梨状窝、环后隙等处病变，间接喉镜不易查清者；②喉腔手术，如采取喉部活体组织、摘除息肉、可根除的小肿瘤、取出异物、切除瘢痕组织、扩张喉腔等；③导入支气管镜，作小儿支气管镜时，一般先用直接喉镜暴露声门，再插入支气管镜；④气管内插管，主要用于抢救喉阻塞患者和作麻醉插管用；⑤气管内吸引，用于窒息的新生儿，通过直接喉镜清除呼吸道积液并给氧。

禁忌证：无绝对禁忌证。有严重全身性疾病且体质十分虚弱的患者，可考虑推迟手术。遇有血压过高或有严重心脏病，而必须做检查时，应和内科医生共同做好术前的准备工作。对喉阻塞的病例，不论其原因是炎症、水肿、肿瘤，都应做好气管切开的准备。有严重颈椎病变（如骨折、结核）者，不宜施行硬管直接喉镜检查。

29．行喉部检查时如何减轻患者的咽反射？

行喉部检查时，对于咽反射敏感的患者，需要行口咽黏膜表面麻醉后才能完成检查。

30．常用的咽喉黏膜表面麻醉药物是什么？它的使用极量为多少？

常用的咽喉黏膜表面麻醉药物是1%丁卡因溶液。每次使用量不超过60mg。

31．什么情况下需要行纤维喉镜检查？

经口咽黏膜表面麻醉后仍不能顺利完成间接喉镜检查或间接喉镜检查不满意，可选用纤维喉镜检查。此外，还可进行活检、息肉摘除、异物取出等手术。

32．护士应该如何指导患者配合行纤维喉镜/电子喉镜检查？

纤维喉镜/电子喉镜检查的护理配合包括检查前配合和检查时配合。

（1）检查前的护理配合包括：①用物准备，按耳鼻咽喉科诊查单元基本设置及专用急救物品备物，另备纤维喉镜/电子喉镜、冷光源、活检钳、细胞刷、电动吸引器、药物、活检瓶、清洗池等；②纤维喉镜/电子喉镜准备，小心取出纤维喉镜/电子喉镜及其附件，消毒好后放于无菌区内，接通电源，检查镜管，镜管不能过度弯曲；③病员准备，做好解释及介绍注意事项，不必禁食，但切勿饱食，检查前了解病员的情况是否适合检查，按医嘱执行术前用药，嘱病员排大小便，除去假牙，清除鼻腔分泌物，解松领扣。

(2) 检查时的护理配合包括：①麻醉，按需要使用1%丁卡因、2%麻黄素溶液麻醉和收缩鼻腔黏膜，或喷咽喉3次；②体位，取端坐位或平卧位，布巾包头；③配合检查，固定病员体位，指导病员配合医生检查，勿随意吞咽，及时递送需要物品，观察呼吸情况；④检查结束后指导病员半坐卧位休息，经观察呼吸无特殊、局部无出血方可返回；⑤查对标本，及时送检；⑥严格执行纤维喉镜/电子喉镜的清洁、消毒、保管操作。

33．与纤维喉镜相比，电子喉镜的优点是什么？

与纤维喉镜相比，电子喉镜的优点是：①电子喉镜采用领先的光学数字技术提供高清晰度画质，图像清晰，屏幕显示更易观察；②可锁定瞬间图像；③可连接电脑，将锁定的图像保存在电脑之中，根据需要，随时调阅，或通过彩色打印机将图像打印在报告上。

34．喉动态镜的工作原理是什么？其有什么优点？

喉动态镜能发出不同频率的闪光，照在声带上，用于观察声带运动，当频闪光的频率与声带振动一致时，声带似乎静止不动，如频闪光频率和声带振动频率有差别时，声带就会出现慢动向，并可观察到声带振动引起的黏膜波。当声带黏膜某一部位出现上皮增生、小囊肿或癌变等情况，在其他检查还无法观察到时，用喉动态镜观察，就可发现上述声带病变处的黏膜波消失，提示该处有病变。此外，还可用于鉴别声带麻痹与环杓关节固定，如声带麻痹则黏膜波消失。

35．什么是支撑喉镜？

支撑喉镜是显微喉镜的一种。其结构是将直接喉镜连接在一个可调节高度和距离的支撑架上，或再将支撑架置于一个护胸托盘上，使喉镜较稳妥固定，从而使术者能用双手同时操作手术器械。此镜两侧都可插入固定纤维导光头、吸气雾导管或正压喷射通气导管装置。支撑喉镜能充分显露喉咽腔和声门上结构，使整个会厌谷暴露在手术视野中，利于术中操作。

36. 什么是激光喉镜？其特点是什么？

激光喉镜是专用于Nd：YAG激光手术的喉镜，即在支撑喉镜的手柄上安装一个可调节的连接器，与一个可前后移动调节的插入鞘相连接。通过这个插入鞘可同时插入潜镜、Nd：YAG激光探头和吸引管。其特点是在潜镜目镜的观察下，边吸引分泌物和气雾，边进行激光手术，还可同时钳除碳化组织。

37. 耳鼻咽喉科领域内应用较为广泛的激光是哪一种？

耳鼻咽喉科领域内应用较为广泛的激光是CO_2激光、Nd：YAG激光和氩激光。

38. CO_2激光的特点是什么？其可以治疗哪些耳鼻咽喉科的疾病？

CO_2激光的特点是：①CO_2激光管内装有CO_2、N_2及氦混合气体，其容积比为5：10：85；②CO_2激光波长为10.6μm，属远红外线光谱；③CO_2激光是连续发射的激光，其激光效率为10%～15%，是效率最高的激光。

临床上利用CO_2激光精确性高、对周围组织损伤小、出血少等优点，治疗部位深邃、要求精细、血供丰富部位的病变，如呼吸道乳头状瘤、声门下血管瘤、声门肿物、会厌肿物、先天性喉鸣、声带麻痹、声门下狭窄、声带息肉、声带小结、声带肥厚、任克氏间隙水肿、慢性喉炎、喉囊肿、喉角化症、喉血管瘤、喉白斑、喉不典型增生、喉瘢痕粘连、早期喉癌、早期部分下咽癌，以及腭扁桃体、舌扁桃体的肥大切除等。

39. 常用的支气管内镜检查有哪几类？各类的适应证是什么？

常用的支气管内镜检查有两类：硬支气管镜和软支气管镜。软支气管镜包括纤维支气管镜和电子支气管镜两种，由于镜体细长而软，可弯曲，更适用于检查气管、支气管及肺内病变，钳取组织行病理检查，吸出阻塞的分泌物，取出肺叶支气管的小异物等。特别是有颈椎病或下颌关节病变的患者，不能达到硬支气管镜检查的体位或张口要求，可行软支气管镜检查。但取较大的异物，仍需用硬支气管镜。

40. 支气管镜检查的禁忌证有哪些？

支气管镜检查的禁忌证有：①严重心脏病及高血压病；②近期有严重的咯血现象；③上呼吸道急性炎症；④活动性肺结核；⑤颈椎病、张口困难及全身情况较差者，不宜行硬支气管镜检查；⑥纤维镜因系实心，婴幼儿应慎用。

41. 硬食管镜检查前需嘱患者做哪些准备？

（1）除常规询问病史及查体外，必要时进行X线摄片，或检查前24h行食管X线钡剂检查。有异物史时，了解异物的种类、形状，以便选择合适的手术器械，并向患者做好解释工作，取得配合。

（2）食管异物影响进食或合并感染者，术前应补液，并给抗生素抗感染治疗。

（3）术前禁食4h，以免术中发生呕吐。术前30min皮下注射适量阿托品及镇静剂。

（陶　朵　林海燕）

第十一章

耳鼻咽喉常用检查器械的使用与维护

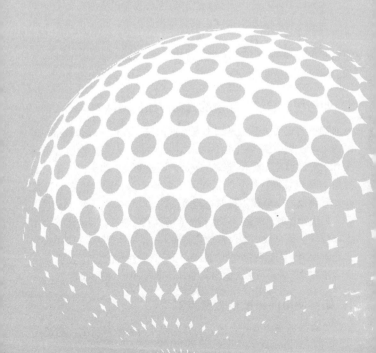

1. 耳鼻咽喉科常用的检查器械有哪些？

在耳鼻咽喉科临床诊疗中，传统上常用的检查器械有耳镜、手持式电耳镜、鼓气耳镜、前鼻镜、后鼻镜（间接鼻咽镜）、间接喉镜、音叉、耵聍钩、膝状镊、枪状镊、角形压舌板、简易喷雾器、卷棉子等。近年来，条件较好的医院已逐步使用照明更好、清晰度更高的壁挂式电耳镜取代手持式电耳镜。使用综合诊疗台喷枪取代简易喷雾器，提高了工作效率。

2. 耳鼻咽喉检查时检查者和患者的体位是什么？

光源定位在被检患者耳后上方约15cm处，患者坐在专用诊查椅子上。检查鼻腔、咽部与喉部时，检查者面对患者，距离25～40cm为宜。进行耳部检查时，检查者和患者的头位应在同一平面上，检查过程中根据需要调整患者头位。对于检查不合作的小儿，应耐心、轻柔，尽量避免使患儿受到惊吓，由家长或护士抱患儿坐在大腿上，将患儿双腿夹紧，一手固定其上肢和身体，另一手固定头部。

3. 如何使用额镜？额镜的光源应如何调试？

额镜的使用：额镜是圆形聚光凹面镜，直径一般为8cm，焦距约25cm，中央窥视孔约1.4cm，特殊情况下使用的额镜可备有头灯。通过调整光源和额镜方向，或调整受检者的头位，使光源投射到额镜镜面，经对光反射聚焦到检查部位，检查者通过镜孔，看到反射光束焦点投射在检查部位。

使用额镜时需注意：①保持检查者瞳孔、镜孔、反光焦点和检查部位成一条直线；②保持检查姿势端正，不可弯腰、扭颈或歪头迁就光源；③检查者单目视线向正前方通过镜孔看到反射光束焦点落在被检部位，但另一眼自然睁开，不能闭眼、挤眼或眯眼。

4. 如何使用前鼻镜检查鼻腔？

先将前鼻镜的两叶合拢，与鼻腔底平行伸入鼻前庭，勿超过鼻阈，然后将前鼻镜的两叶轻轻上下张开，抬起鼻翼，扩大前鼻孔，再按第一头位、第二头位、第三头位的顺序检查鼻腔。检查过程中应注意观察鼻甲形态、鼻黏膜色泽，以及鼻道内有无分泌物、有无鼻中隔病变（偏曲或骨嵴、骨棘、穿孔）、异物、息肉或肿瘤等。

5. 鼻内镜外科手术的设备包括哪些？

　　鼻内镜系统由强力冷光源、光导纤维、各种角度的硬性内镜（endos-copy）、必备手术器械、特殊手术器械和电视监视（television monitor）、视频转换系统、图像采集存储系统（video information system center）等组成；其中强力冷光源、光导纤维、各种角度的硬性内镜、必备手术器械构成简易鼻内镜系统。

6. 鼻内镜手术常用的手术器械有哪些？

　　鼻内镜手术器械包括手动和电动器械。其中，手动器械主要包括：0°、45°和90°筛窦钳，各种角度的咬切钳和咬骨钳，以及各种不同角度的吸引器、剥离子。

7. 耳科手术显微镜的使用方法是什么？如何对其进行保养和维护？

　　手术显微镜是耳科手术重要的基本设备之一。手术显微镜应具备以下基本条件：①焦距≥20cm；②物像可放大6～40倍；③术者和助手的视线与照明光轴重合良好；④无论放大倍数和投射方向如何，物像均清晰光亮；⑤机械构件性能良好，操作方便。目前所用手术显微镜一般均具有双人双目或3人双目镜头，脚踏式焦距调节板，可自动调节焦距，有物镜转换装置，以便转换物镜而无须大幅度调节焦距。耳科用手术显微镜焦距22.5～25cm，经常使用的放大倍数为6倍、10倍、16倍，必要时大于16倍。

　　使用方法：每次手术开始前，首先要检查手术显微镜各部件的性能是否正常。患者摆好体位后，术者在洗手前需先试镜，以术耳鼓膜为目标，对光校距。初学者先按自己两眼的视力情况（戴镜操作者按戴镜的矫正视力）调整目镜的屈光度圈。然后调整两目镜间距，使其与术者的瞳孔间距相称。初学者不了解自己的瞳孔间距，可先将两眼对准接目镜，注视目标，旋转相应的旋钮，待注视物不成复像时即可。然后调整焦距，先粗调，后微调，至术者认为目标的细微结构最为清晰为度。试镜结束后，将手术显微镜暂时移出术野，以备术中使用。

保养与维护：手术显微镜应由专人细心保养，注意防潮、防震、防尘。闲置时以布罩覆盖，置于室内僻静、不易遭到碰撞处。目镜用后须取出置于干燥器内，以防产生霉点。目镜取出后，须立即将显微镜的镜孔盖盖上，以防尘埃。任何透镜均不得以手指或其他物品接触、拭擦，仅可用擦镜纸轻轻拭之，或用小橡皮吹气球吹去灰尘。

8. 耳科手术电钻的使用方法是什么？如何对其进行保养和维护？

耳科电钻的种类很多，基本上可分为气动钻（pneumatic drill，air drill）和电动钻（electric drill）两种。气动钻的转速快，可超过20000r/min。电动钻的电动机或安装于手柄内，或与手柄分离。手柄有直式的，也有角度的。选购电钻时可根据经济条件选择震动小、噪声低、可调控性强、手柄不易发热的电钻。电钻钻头有钢质切削钻头，按其大小、形状、沟纹粗细不同而有许多型号；金刚石钻头基本均为圆形，但大小型号不一。

使用方法：术者以握笔方式紧紧握执手柄，将钻头侧面，而非尖部接触骨面，磨骨时稍稍用力使钻头轻压于骨面，继续磨削之，同时用流水不断地冲洗所磨骨面，一方面避免局部温度过高，灼伤骨质，或在近面神经管处，不致损伤面神经。另一方面可完全冲去磨下的骨屑，以免使其堆积在局部，以致日后有新骨形成。磨大块骨质时，一般选用粗纹圆形或圆锥形切削钻头；欲磨光骨面则用细纹切削钻头；在精细结构或接近精细结构时（如面神经）须改用金刚石钻头。小号钻头虽适宜于磨去细小骨质，但亦容易在局部过度深入，损伤组织，所以一般尽可能选用相对较大的钻头操作。当然，耳科电钻一般均用于磨去乳突骨皮质和坚硬的气房间隔，但如气房隔因炎症而脱钙，变得疏松时，则可应用刮匙刮除病变骨质。

保养与维护：每一钻头使用后，应将其沟纹内的骨质洗刷尽净，待下一次使用。手术结束后，护理人员必须用专用清洁剂彻底清洗手柄，妥善保存。

9. 耳鼻咽喉科常用的检查器械如何进行消毒及保养？

（1）任何器械在消毒灭菌前均应充分清洗干净。清洗采用流动水冲洗，先用洗涤剂溶液浸泡擦洗，去除器械上的血垢等污物，有关节、缝隙、齿槽的器械，应尽量张开或拆卸，进行彻底刷洗，然后用流水冲净，擦干或晾干，并尽快打包，以免再受污染。

（2）清除污染前后的器械盛器和运送工具，必须严格区分，并有明显标志，不得混用。盛器和运送工具应每日清洗消毒，遇污染应立即清洗消毒。

（3）消毒灭菌后的器械必须保持干燥，封闭保存，避免保存过程中再受污染，一旦发现有污染应再次根据需要进行消毒或灭菌。消毒灭菌后的物品有效期一过，即应重新消毒灭菌。

（4）接触未破损黏膜的器具，如鼻镜、压舌板、开口器、舌钳等器具，用后应先清洗去污，擦干，耐高温的器具可选择压力蒸汽灭菌后清洁干燥保存备用。

（5）有条件的医院可由消毒供应室统一清洗、上油保养、消毒灭菌，临床科室使用后只需用清水初步清洗黏附于器械上的血迹即可。

10. 耳鼻咽喉科软式内镜如何进行消毒及保养？

根据内镜在人体内使用部位的不同，要求对其进行消毒或灭菌处理。凡进入人体自然通道与管腔黏膜接触的内镜及其附件，如喉镜、气管镜、支气管镜等，用前应达到高水平消毒。软式内镜的消毒通常采用2%戊二醛浸泡，即将洁净干燥后的内镜置于2%戊二醛消毒液中浸泡20min，如灭菌需浸泡10h。有条件的科室可采用经卫生部批准的内镜自动清洗消毒器，具体操作按使用说明，注意用该法消毒前，内镜应先用手工彻底清洗。

软式内镜在每天使用前应用2%戊二醛浸泡消毒20min，用水充分冲洗后使用；用完后应反复抽吸清水冲洗各个管腔，擦干后垂直悬吊于专用器械柜中存放。使用时镜身弯曲直径不可小于20cm，否则易折断导光纤维。当天检查结束后彻底消毒（如2%戊二醛浸泡消毒30min），也可根据国家有关规定执行。

11. 耳鼻咽喉科硬管内镜如何进行消毒及保养？

硬管鼻内镜内部为导光玻璃柱，操作时要轻拿轻放，持镜要稳，谨防碰撞和滑落。内镜的镜面、摄像镜头、相机镜头等系精密光学玻璃，易受潮霉变。放置处应干燥、阴凉通风。通常应置入干燥器内，并定期更换吸湿剂。能耐受压力蒸汽灭菌的内镜部分或全部，首选压力蒸汽灭菌；不能承受压力蒸汽灭菌的内镜或其余部分，可用2%戊二醛浸泡10h，或者用低温过氧化氢灭菌。

（徐惠清　蔡克文）

参考文献

[1] 郭海科.白内障超声乳化与人工晶状体植入术 [M].郑州：
河南医科大学出版社，2000.

[2] 吴素红.临床眼科护理学 [M].北京：人民卫生出版社，
2007.

[3] 张承芬.眼底病学 [M].第2版.北京：人民卫生出版社，
2010.

[4] 李筱荣.白内障与人工晶状体 [M].北京：人民卫生出版社，
2011.

[5] 张舒心，唐炘，刘磊.青光眼治疗学 [M].第2版.北京：
人民卫生出版社，2011.

[6] 呼正林.眼科屈光矫正学 [M].北京：军事医学科学出版社，
2011.

[7] 刘家琦，李凤鸣.实用眼科学 [M].第3版.北京：人民卫
生出版社，2010.

[8] 杨培增.葡萄膜炎诊断与治疗 [M].北京：人民卫生出版社，
2009.

[9] 刘淑贤.同仁眼科专科护理操作激素规范与评分标准 [M].
北京：科学出版社，2009.

[10] 韩杰.眼科临床护理手册 [M].北京：科学技术文献出版
社，2009.

[11] 赵堪兴.眼科学 [M].第7版.北京：人民卫生出版社，
2010.

[12] 肇春蓉.心理护理在眼科护理工作中的重要性分析 [J].中
外医疗，2011，30（36）：164.

[13] 崔立敏，王淑辉.玻璃体切割眼内填充术后被动体位的舒
适护理 [J].吉林医学，2010，31（4）：558-559.

[14] 胡金梅，朱新枝.小儿视网膜母细胞瘤的整体护理体会
[J].检验医学与临床，2011，8（4）：509-510.

[15] 王荣荣.糖尿病性眼肌麻痹32例的护理 [J].护理与康复，

2011，7（10）：589.

[16] 郗淑红，杨若兰，路永智.浅谈儿童弱视治疗护理体会 [J].中国民族民间杂志，2012，（1）：133-134.

[17] 张福香.儿童斜弱视的防治与健康宣教 [J].中外医疗，2010，29（21）：142.

[18] 李序芳，沈建玲.外伤性前房积血的护理体会 [J].中国社区医师：医学专业，2010，12（14）：210-211.

[19] 杨永幸.眼化学烧伤患者的急救及护理 [J].全科护理，2012，10（3）：801-802.

[20] 孔维佳.耳鼻咽喉头颈外科学 [M].第2版.北京：人民卫生出版社，2012.

[21] 柳端今.耳鼻咽喉科护理学 [M].北京：化学工业出版，1994.

[22] 蒋小红，李春梅.实用专科护士丛书：眼科耳鼻咽喉科分册 [M].长沙：湖南科学技术出版社，2011.

[23] 彭刚艺，陈伟菊.护理工作管理规范.第4版.广州：广东科技出版社，2011.

[24] 黄选兆，汪吉宝，孔维佳.实用耳鼻咽喉头颈外科学 [M].第2版.北京：人民卫生出版社，2010.

[25] 邹艺辉，李佳楠，陈艾婷等.振动声桥在先天性中外耳畸形患者的应用 [J].中华耳科学杂志，2012，10（1）：1-5.

[26] 黄魏宁，刘芳.Meniett低压脉冲发生器的临床应用 [J].中国医学文摘耳鼻咽喉科学，2007，22（2）：84-85.

[27] 张志钢，郑亿庆，刘翔等.骨整合义耳修复创伤性全耳廓缺损 [J].中国耳鼻咽喉头颈外科，2008，15（10）：559-561.

[28] 董洪松，聂国辉.先天性小耳畸形的治疗进展 [J].临床耳鼻咽喉头颈外科杂志，2012，26（4）：189-192.

[29] 王侠，宋建京，于晓伟等.手术治疗周围性面瘫40例疗效分析 [J].中华损伤与修复杂志：电子版，2010，5（4）：42-45.

[30] 田勇泉.耳鼻咽喉头颈外科学 [M].第7版.北京：人民卫生出版社，2009.

[31] 席淑新.眼耳鼻咽喉口腔科护理学 [M].第2版.北京：人民卫生出版社，2008.

[32] 施苏青.鼻内镜术后并发症的观察与护理 [J] 护理与康复，2006，5（5）：363-364.

[33] 李玉欣.最新耳鼻喉头颈外科临床护理精细化操作与优质护理服务规范化管理及考评指南 [M].北京：人民卫生出版社，2011.

[34] 庞宗领，王式杰.耳鼻咽喉围手术期的治疗学 [M].北京：人民卫生出版社，1999.

[35] 汪级木，晋小祥，鹿骅.分泌性中耳炎鼓膜穿刺灌洗后经耳负压吸引的疗效 [J].实用医学杂志，2007，23（7）：940.

[36] 曹春婷，漆可，王睿韬，等.麻黄素对鼻腔通气功能的影响 [J].首都医科大学学报，2011，32（6）：746-749.

[37] 李焱.左卡巴斯汀鼻喷剂辅助治疗儿童慢性鼻窦炎47例 [J].实用医学杂志，2012，28（3）：518-519.

[38] 刘冬琴，刘锦文，刘锦梅.鼻内镜术后鼻腔冲洗液温度对鼻腔黏膜愈合时间的影响 [J].护士进修杂志，2008，23（19）：1782-1783.

[39] 李艳，周丽芹.鼻内镜术后用高渗盐水与等渗盐水行鼻腔冲洗的对比观察及护理 [J].护士进修杂志，2007，22（15）：1437.

[40] 卜国铉.鼻科学 [M].上海：上海科学技术出版社，2000.

[41] 王正敏，陆书昌.现代耳鼻咽喉科学 [M].北京：人民军医出版社，2001.

[42] 张罗，王成硕，王向东，等.变应性鼻炎集群免疫治疗的疗效和安全性临床分析 [J].中华耳鼻咽喉头颈外科杂志，2008，43（3）：187-191.

[43] 王红玉，林小平，郝创利，等.标准化屋尘螨疫苗免疫治

疗对变应性支气管哮喘的疗效［J］.中华结核和呼吸杂志，2006，29（10）：679-687.

［44］李靖，孔维佳，林江涛，等.中国特异性免疫治疗的临床实践专家共识［J］.中华结核和呼吸杂志，2012，35（3）：163-166.

［45］何英，李琦.临床耳鼻喉科急诊学［M］.北京：科学技术文献出版社，2009.

［46］翟干妹，宁婉秀，唐恕婷.气管切开术后护理进展［J］.护理实践与研究，2011，8（9）：109-111.

［47］满翠，刘玉环，李秋艳，等.气管内套管清洗消毒两种方法的对比［J］.中国临床研究，2012，25（3）：303-304.

［48］陈广萍.气管内套管三种消毒方法的比较［J］.当代医学，2009，15（3）：45.

［49］殷玲琴，廉云，何东平.金属气管套管清洗消毒方法的比较［J］.中国消毒学杂志，2012，29（7）：643-644.

［50］涂颖，宗媛，董玉梅.碳酸氢钠在清洗气管内套管中的应用研究［J］.中国消毒学杂志，2012，29（6）：479-481.

［51］李晓兰.气管垫在气管切开术后患者中的应用［J］.护理学杂志，2008，23（21）：3.

［52］刘晓妍，李晓英.成人气管切开吸痰负压值的选择［J］.护士进修杂志，2009，24（22）：2023-2025.

［53］中华护理学会.临床高新技术知识与现代护理1400问［M］.北京：中国科学技术出版社，2000.

［54］邓梁，史仪凯，袁小庆.一种基于图像分割的视频眼震图记录新方法［J］.中国生物医学工程学报，2006，25（5）：523-526.

［55］Pietkiewicz P，Pepa R，Sukowski W J.Electronystagmography versus videonystagmography in diagnosis of vertigo［J］.Int J Occup Med Environ Health，2012，25（1）：59-65.